中医绝学系列

上工养生话

刮痧

第2版

丛书主编 崔承斌

本册主编 崔承斌 范永红 周 勇

赠送
穴位挂图及
示范光盘

老祖宗传下来的长寿秘诀
一看就懂，一学就会

西安交通大学出版社
XI'AN JIAOTONG UNIVERSITY PRESS

内容简介

本书是介绍刮痧疗法的科普书籍,全书首先介绍刮痧相关的基础知识、基本手法,以及相关穴位;然后,对内、外、妇、儿等各科疾病的具体刮痧治疗方法及美容、保健刮痧疗法进行详细讲解。为了便于广大读者更加形象地学习理解,配合图片,并配以操作指导 VCD。全书内容通俗易懂,适合专业医务人员及广大热爱中医保健养生的读者阅读使用。

图书在版编目(CIP)数据

上工养生话刮痧/崔承斌主编. —2版. —西安:西安
交通大学出版社,2013.8
ISBN 978 - 7 - 5605 - 5446 - 4

Ⅰ.①上… Ⅱ.①崔… Ⅲ.①刮搓疗法-基本知识
Ⅳ.①R244.4
中国版本图书馆 CIP 数据核字(2013)第 161996 号

书　　　名	上工养生话刮痧(第 2 版)
丛书主编	崔承斌
本册主编	崔承斌　范永红　周　勇
责任编辑	张沛烨　李　晶
出版发行	西安交通大学出版社
	(西安市兴庆南路 10 号　邮政编码 710049)
网　　　址	http://www.xjtupress.com
电　　　话	(029)82668357　82667874(发行中心)
	(029)82668315　82669096(总编办)
传　　　真	(029)82668280
印　　　刷	陕西奇彩印务有限责任公司
开　　　本	787mm×1092mm　1/16　**印张** 15.375　**彩页** 2 页　**字数** 235 千字
版次印次	2013 年 8 月第 2 版　　2013 年 8 月第 1 次印刷
书　　　号	ISBN 978 - 7 - 5605 - 5446 - 4/R·322
定　　　价	32.80 元

读者购书、书店添货、如发现印装质量问题,请与本社发行中心联系、调换。
订购热线:(029)82665248　(029)82665249
投稿热线:(029)82665546
读者信箱:xjtumpress@163.com

中医绝学系列

《上工养生话刮痧》编委会

丛书主编：崔承斌

本册主编：崔承斌　范永红　周　勇

副　主　编：孟凡光　陆青娜　臧金凤

编　　委：（按姓氏笔画排序）

　　　　　毛新红　王连洁　王金梅　王维青

　　　　　石玉红　邵　飞　郑召善　解　梅

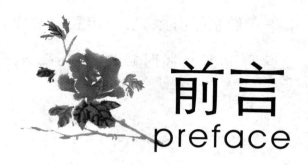

前言
preface

　　随着人民生活水平的不断提高、医药卫生事业的发展，人们对防治疾病、保健延寿的要求不断提高，越来越多的人迫切需要掌握更多的保健知识，尤其要了解各种非药物疗法的使用。

　　刮痧疗法属于物理疗法，历史悠久，源远流长，是中医外治法之一，是中医学的重要组成部分。刮痧是应用刮痧板等作用于人体体表部位，反复刮摩，以治疗疾病的一种方法。近年来，刮痧疗法又有了新的发展，在防治疾病、延年益寿、美容瘦身等方面有了可喜的进展，适应范围正逐渐扩大，刮痧养生保健的市场前景广阔，正在进入一个新的历史发展阶段。

　　本书是一本介绍刮痧疗法的科普书籍，全面地介绍了刮痧的种类和方法，以及刮痧在防病、治病、保健、美容等方面的应用。该书内容丰富、通俗易懂，并配以操作指导VCD，适合广大热爱中医保健养生的读者阅读使用。它不仅是保障广大读者健康的良师益友,更可作为各级医务人员、特别是广大基层医务人员的参考工具。

由于我们水平有限,书中难免存在不足之处,恳请广大读者提出宝贵意见,以期再版时修改,使其益臻完善,更好地为读者服务。

编　者

2010 年 2 月

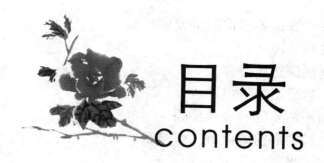

目录
contents

上篇　刮痧的基础知识

第三章　刮痧疗法的适应证和禁忌证

第四章　刮痧疗法的运用原则

下篇　治疗保健美容篇

第一章　各科病症治疗

内科病症

第二章 美容刮痧疗法

第三章 保健刮痧疗法

上 篇
刮痧的基础知识

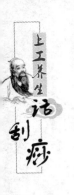

第一章　刮痧的基本知识

一、刮痧的历史

　　刮痧疗法最早可追溯到旧石器时代,当时人们患病时往往会本能地用手或石片抚摩、捶击体表某一部位,有时竟使疾病获得缓解。通过长期的发展与积累,逐步形成了砭石治病的方法。砭石是针刺术、刮痧法的萌芽阶段,刮痧疗法可以说是砭石疗法的延续、发展或另一种存在形式。但随后的时间里,刮痧未能像针灸等疗法一样得以系统发展,一直被历代医家视为医道小技而未被重视。

　　自殷商以来,刮痧疗法已流传于民间。唐朝时期,有了用苎麻刮痧治病的明确记载,元明时代的中医书籍中则有更多的刮痧以及痧症的记载。《医学正传》中记载:"治痧症,或先用热水蘸搭臂膊而以苎麻刮之,甚者针刺十指出血。或以香油灯照视胸背,有红点处皆烙之。"发展至清代,相关的描述更为详细。如郭志邃《痧胀玉衡》指出:"刮痧法,背脊颈骨上下,又胸前胁肋两肩、臂痧,用铜钱蘸香油刮之。"

　　17世纪至20世纪初,刮痧疗法不仅在民间广为流传,而且开始为医学界名家所重视在方法上不断改进和丰富,并得到了更大的普及。总的概括起来,其刮法有:手指刮法、棉线刮法、木针刮法、刮舌刷子刮法、羚羊角刮法、瓷器刮法、盐刮法、铜币刮法等数十种之多。刮痧所用的润滑剂,最常使用的是油类,如普通食用油、香油等,其次是水、酒类等。到了20世纪60年代上半期,在我国初步建立了一支专业队伍,并且做了大量的继承、整理工作。同时,临床实用性很强的《刮痧》小册子问世,这是一本极具临床指导意义的图书,为当时的很多人所喜爱。由于刮痧疗法具有强大的生命力,所以一直流传在民间。

　　随着科学技术的发展,刮痧器具有了进一步的改善,不同形状、不同质地的刮痧板、刮痧梳子、刮痧棒相继问世,使得刮痧工具更加适合人体各部位的需要,在手法上也更加丰富,有面刮法、角刮法、点按法、拍打法、按揉法等多种手法。刮痧疗法广泛应用于临床各科疾病,除了能够治疗头昏脑胀、胸闷欲吐的"痧症"以外,还能治疗内科、妇科、男科、儿科、外科、皮肤科、伤科、眼科等 11 大类共 400 余种病症。除此以外,对于养颜美容、日常保健、消除疲劳、恢复体力、增强性功能、减肥等亦有非常不错的效果。随着刮痧疗法的普及推广,在刮痧润滑剂方面,也研制出了不同配方,具有多种效能不同的新产品,从而使古老的刮痧疗法焕发了青春,进入了一个崭新的发展阶段。

台湾的吕季儒教授在二十世纪七八十年代,创造性推出"经络刮痧法",该方法的突出特点表现在:①刮痧手法改进——对不同病证选取相应补法或泻法;②工具改进——改用具有活血化瘀、清热解毒、软坚散结等特点的水牛角;③润滑剂改进——使用具有消炎镇痛、活血化瘀作用的专用刮痧剂。此外,还有专家借鉴了全息穴区的内容,将生物全息理论应用到刮痧的临床实践之中,从而总结刮拭局部器官的不同区域,达到治疗全身疾病的"全息刮痧疗法"。

二、刮痧疗法的特点

刮痧疗法是祖国医学的重要组成部分,既源于针灸、按摩疗法,又同时属于民间疗法,是不直接用手的按摩、点穴疗法,不用针的针灸疗法,不用拔罐器的拔罐疗法。在民间长期流传,深受广大群众的欢迎,具有以下的特点:

1. 简便易学,器械简易

刮痧疗法在穴位的选取上并不如针灸治疗那样严格,它刮拭的穴位是一个比较宽泛的部位,这就使得刮痧在临床实际中的应用变得简化起来。所以说,本疗法简便易学,操作方便,入门容易,一学就会,很适合城市及乡村家庭使用。

刮痧疗法不需要使用高精尖的仪器设备,只需要简单的一个刮痧板和适量的润滑剂就可以了。在临床实践中可以用精心制作的专业刮痧板,如檀香木、沉香木、水牛角以及玉制品刮痧板,如果没有刮痧板,也可以用其他物品如硬币、瓷调羹、梳子、苎麻等代替。如果是使用撮痧手法,只用双手就可以

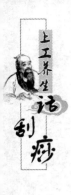

了。润滑剂既可以用具有消炎镇痛作用的专用刮痧活血剂,又可以用凉开水、香油等介质。

2. 经济实惠,见效快,疗效高

刮痧用具价格不高,有的甚至可以自己制备,少花钱甚至不花钱就能治愈疾病,特别适合在药物缺乏的地区、农村边远山区进行推广,可以极大地减轻患者的经济负担,节省药品。刮痧疗法不仅适用于慢性病,对于临床常见的急性病如中暑、昏迷等也具有很好的作用。经过正确的刮拭能获得较好的疗效。

3. 治疗范围广

刮痧疗法经过数千年的发展,其适应证的范围也越来越广泛,除了能够治疗头昏脑胀、胸闷欲吐的"痧症"以外,还能治疗内科、妇科、男科、儿科、外科、皮肤科、伤科、眼科等 11 大类共 400 余种病症。除此以外,对于养颜美容、日常保健、消除疲劳、恢复体力、增强性功能、减肥等也有非常不错的效果。

4. 诊断和治疗同时进行

刮痧疗法是以中医基础理论为指导的,传统的刮痧是数千年临床实践经验的总结,疾病的位置刮拭出痧的过程就是诊断和治疗的过程,刮拭者不需借助任何精密仪器设备,就可以对病位、病性、病势、病程进行概略的分析和判断,根据经络和穴区的不同反应状态,不同的出"痧"的颜色、形态、部位来判断疾病的程度和疾病的位置。

5. 安全、可靠、无毒副作用

由于刮痧疗法是在皮肤上进行刮拭,通过经络传导、神经反射作用调节人体阴阳平衡、使内环境达到平衡,进一步产生治疗作用的,并不是通过药物来调节人体的内环境稳态。因此,刮痧并不会产生毒副作用,既使是初学者,只要不违反相关的禁忌证,也不会有毒副作用产生。

三、刮痧疗法的作用及机理

刮痧疗法是一种借用一定的工具作用于机体体表的外治法。刮痧理论是从中医理论的整体观出发的,中医学认为,人体是一个有机的整体,五脏六腑，五官九窍，四肢百骸，任何一部分都不是孤立存在的，而是内外相通、表里相应、彼此协调、互相为用、互为制约的整体。经络系统将人体的组织器官、四肢百骸联络成一个有机的整体，并通过经气的活动，调节全身各部的机能、运行气血、协调阴阳，从而使整个机体保持协调和相对平衡。其中，皮部是经脉功能反映于体表的部位，也是经脉之气散在的部位。它位于人体的最外层，具有卫外安内的功能，能够起到对内传达命令，对外接受信息的作用。人体内在的系统发生的病理变化，会通过经络系统反映到体表，可能会在脊柱两侧，也就是十二皮部分布的地方，出现病理反应点（又称阳性反应点，即痧象）。刮痧作用于人体的特定部位，有选择的寻找对于某些疾病、某些症状有特殊功效的特殊反应点或腧穴，进行有程序的刺激，这种刺激产生的痧痕，通过经络的传导或是神经的反射传至体内，激发并调整体内紊乱的生理功能，使阴阳达到相对的平衡状态，人体各部分之间的功能协调一致，从而进一步增强人体的抗病能力，促使疾病痊愈。

现代医学认为：刮痧疗法的实质是一种特殊的物理疗法，即刮治某些特定的部位或穴位，通过对局部或某些穴位进行一定时间、一定强度的刺激，使人体的神经末梢或感受器受到一定的刺激，通过神经传导、反射作用，进而传达到大脑皮层这一高级中枢，在大脑的整合作用下，促进大脑皮质正常功能的恢复，从而调整人体各个组织、器官的生理功能，而产生治疗效应。刮痧作用机理的研究涉及到的组织、器官以及系统是非常多、非常复杂的，刮痧疗法的作用由于刮治部位和手法的不同而不一样。根据古今医家的经验，可以大体概括为以下三个方面。

（一）预防保健作用

刮痧疗法的预防保健作用包括"未病先防"和"已病防传"两个方面。刮痧疗法作用部位是体表皮肤，而皮肤是机体暴露于外的最表浅部分，直接与外界接触，并且能对外界气候等环境因素的变化起适应与防卫作用。健康人如果经常做刮痧（如取背俞穴、足三里穴等刮拭），就可以增强卫气，卫气强则护表能力强，外邪不易侵袭肌表，机体自可安康。若外邪侵袭肌表，出现恶寒、发热、鼻塞、流涕等表证，及时地进行刮痧（如取肺俞、中府等），可将表邪及时祛除，以免表邪蔓延进入五脏六腑而生大病。

1. 未病先防

"未病先防"是中医防病、治病的重要原则之一，任何疾病的预防总比治

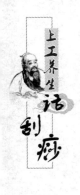

疗容易得多。在中医理论指导下的刮痧疗法也具有"未病先防"的功用。保健刮痧注重对机体的整体调节，主要是通过刮拭经络和腧穴来调节脏腑、疏通经络、畅达气血、平衡阴阳，从而增强机体的生理功能和愈病能力的。经过长期的临床实践表明，刮痧可以增强卫气的卫外功能，即机体抵御外邪的能力，中医学中强调"正气存内，邪不可干"，就是说，人体在正气充足时，邪气就不易或不能侵犯机体，而经常刮痧机体的某些特定部位可以起到疏通经络的作用，使经络之气得到激发，人身的生理功能得到加强，从而增强了机体抵御外邪的能力，达到"未病先防"的目的。

从现代医学角度，刮痧具有免疫调节作用，刮痧出痧的过程是一种血管扩张渐至毛细血管破裂，血流外溢皮肤局部形成瘀血斑的现象。这种类型的出血凝块（出痧）不久就会扩散，这样可以使局部组织血液循环加快，而产生自体溶血作用。自身溶血是一个延缓的良性弱刺激过程，该方法不仅可以刺激免疫功能，使其得到调整，还可以通过向心性神经作用于大脑皮层，继续起到调节大脑的兴奋与抑制过程和内分泌系统的平衡作用。因此，刮痧可以使机体的防御能力增强，从而起到预防和治疗疾病的作用。

2. 已病防传

中医学的防病、治病原则另一方面体现在"已病防传"上，刮痧作为中医外治法的一种，也在具体的临床实践中体现了这一原则。刮痧对于潜伏在体内的病变能够进行有效的提前治疗，从而收到防微杜渐、预防疾病传变的效果。刮痧疗法"已病防传"的观念主要是通过选穴、配穴体现出来的，如肝郁气滞的患者，在治疗的时候除了要选用对肝郁气滞有效的穴位以外，还可以酌情加用具有健脾益气功用的穴位。在保健刮痧当中，还可以根据机体经络穴位的反应以及全身出痧的情况，发现自身的弱点和将要发生疾病的脏腑器官及潜伏的病变，从而对疾病进行超前的诊断和治疗。

现代医学认为刮痧具有信息调整作用，人体的各个脏器都有其特定的生物信息（各脏器的固有频率及生物电等）。当脏器发生病变时，有关的生物信息就会随之发生变化，而脏器的生物信息的改变可影响整个系统甚至全身的机能平衡。刮痧可以通过作用于体表的特定部位，产生一定的生物信息，通过信息传递系统输入到有关脏器，对失常的生物信息加以调整，从而起到病变脏器的调整作用。

（二）治疗作用

刮痧的理论依据是中医基础理论，符合中医整体与局部相结合的思想，符合辨证论治的观点，在临床上具有十分重要的应用价值。根据刮拭部位、刮治手法的不同，刮痧的治疗功效也不一样。根据古今医家的经验、现代科学理论的研究和临床的实际应用可以大体归为以下几类。

1. 镇痛作用

刮痧可以起到镇痛作用，对头痛、神经痛、风湿痛、腹痛、胃痛等痛证皆能有效治疗，一次即可治愈者也不在少数，它的镇痛作用是经过临床实践所证明了的。人体的肌肉、韧带、骨骼一旦受到损伤，就会在受损伤的局部产生瘀血，瘀血阻滞使经络气血流通不畅。"不通则痛"，若瘀血不祛，则疼痛不止。刮痧能起到理筋整复、纠正人体骨骼与软组织解剖部位的异常结构，把阻滞经络的病原从体表排出的作用。临床上比较常用的刮痧部位大多为气血汇聚之地，在这些部位进行一定方向的刮拭，就可以通过良性刺激的神经反射作用，促进该处的血液循环，使瘀血消散，新血得生，经络通畅，气血运行自如，达到"通则不痛"的目的。

现代医学认为刮痧可以调节肌肉的收缩和舒张，使组织间压力得到调节。通过调节肌肉的收缩和舒张，提高局部组织的痛阈，使紧张或痉挛的肌肉得以舒展，消除疼痛。有研究表明，在疼痛性疾病发生时，人体内会产生一些致痛物质，如儿茶酚胺、多巴胺等，而刮痧具有消除这些致痛物质，促进内源性镇痛物质产生，缓解疼痛的作用。刮痧所达到的镇痛作用，是一般镇痛剂所不能比拟的，它具有起效快、作用持久、无成瘾性以及无肝肾损害等优点。

2. 发汗作用

刮痧是通过皮肤络脉引导病邪排出体外的一种方法，通过对患者体表皮肤的刮拭，可以使皮肤出现充血现象，同时伴有毛细血管的扩张，这就意味着机体的腠理开泄，达到发汗的作用，促使邪气从开泄的腠理中排出。可以将充斥体表病灶、经络、穴位乃至深层组织器官的风寒、痰湿、瘀血、火热、脓毒等各种病邪从皮毛透达于体外，自汗而解，从而达到邪去正安，其病自愈的目的。

医学研究表明，皮肤汗腺紧密，则汗出不畅，刮痧可以使部分细胞间隔破坏，产生组织胺或类组织胺物质，促使汗腺充血，皮肤汗孔开泄，毛细血管扩

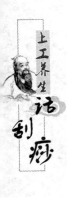

张,血液及淋巴液循环加快,从而大大提高皮肤的渗透作用,使局部血管舒、缩功能的调整反应增强,增加组织的灌流量,促进加快代谢产物的排泄。

3. 清热解毒

由于不同手法,如刮痧、挑痧、放痧等综合手法的刺激作用,使体内邪气可以透达于体表,最终排出体外,因此可以清除体内郁热、毒邪(也就是现代医学中的细菌、病毒及外界致病因子),从而达到清热解毒的目的。通过现代医学研究发现:刮痧可以使局部组织的血管扩张,黏膜的渗透性增强,淋巴循环加速,细胞的吞噬作用以及排毒作用增强,使体内废物、毒素加速排出,组织细胞得到营养,从而使血液得到净化,增强全身的抵抗力,减轻病势,促进康复。同时使充血部位的血液能够有新陈之交替,局部血液的运行通畅,故可以消除局部的红、肿、热、痛,进一步达到清热解毒的功效。

4. 温经散寒

刮痧的作用面积宽,刮治的刺激作用可以使局部产生热效应,血得热则行,通过适当的温热刺激,可以促进局部的血液运行速度,随着血液运行速度的加快,可以改善局部的新陈代谢,使机体的腠理开泄,通过皮肤感受器和经络传导给相应的内脏器官组织产生兴奋过程,使体内的寒邪最终能够排出体外,从而达到温经散寒、通络止痛的功效。现代医学认为,刮痧疗法可以通过刮拭皮肤表面,解除局部经络气血瘀滞的状态,松解局部组织的粘连,缓解筋脉肌肉的痉挛,消除神经血管的压迫症状,改善循环从而使寒症消除。

5. 调整排泄

刮痧不仅对于大小便不通畅有较好的治疗作用,而且对流泪、唾液不收、自汗、盗汗、漏精、脱肛、二便失禁等症状也有良好的调整作用。

现代医学发现如果因大脑皮质控制排泄的中枢功能失调,即发生排泄不畅,代谢产物蓄积而成为有害物质,产生中毒征候或致使体温升高。刮痧疗法根据不同的病情,按排泄障碍所属脏腑,寻找有关部位给予适当的刮治刺激,皆能达到利尿、通便、发汗之目的。对于排泄障碍也有十分有效的调节作用,每视其病灶所在,直接刺激与其有关的神经进而反射到大脑,由大脑传至其组织而发生兴奋紧张作用,腺体管口的括约肌能力增强,从而达到收缩的目的。

6. 调整各种内分泌作用

体内的各种内分泌腺失调时,刮痧均可以起到调整作用,纠正其过与不足之处。例如慢性胃肠疾病患者往往是胃肠消化液不足,刮痧可以促进消化液的分泌,使消化好转;对于胃酸过多者则可以适当地抑制胃酸的分泌。如用刮法、点法、按法刺激足三里穴,输入调整信息,可以对垂体、肾上腺髓质功能有良性的调节作用,提高免疫力和调整肠运动等;在人体背部乳房相对应的部位进行刮拭,可以调整紊乱了的下丘脑—垂体—卵巢轴内分泌功能,抑制增生细胞 DNA 的复制,从而促进增生的乳腺组织恢复正常。所以刮痧疗法对于一些内分泌失常所致的疾病,如不孕不育、月经不调、更年期综合征、精力减退等病症具有十分好的疗效。

刮痧通过腧穴配伍和刮痧手法,有明显调整阴阳平衡的作用。"阴阳学说"是中医理论中的核心内容,人体在正常情况下,保持着阴阳相对平衡的状态,但机体在七情、六淫以及跌扑损伤等致病因素的作用下,阴阳平衡会遭到不同程度的破坏,产生各种临床征候。刮痧治疗的关键就在于根据征候的不同属性来调节阴阳的偏盛偏衰,使机体重新恢复到阴阳平衡的状态,正常的生理功能得以恢复,从而使内分泌功能恢复正常水平。

7. 强心作用

在人体的正常生命活动中,心脏的作用是至关重要的。在刮痧刺激作用中,几乎每一个刺激点都具有强心作用,尤其以四肢末梢部分的刺激点作用更强。这也是刮痧在急救中被广泛应用的原因之一。另外在大病、久病之后,体力衰弱、脉搏缓小或细数,容易发生自汗出、心悸、眩晕、气促等症状,这时可以采用轻重适当的刮治刺激直接与心脏相关的主干神经。如用刮法、点法、按法刺激内关穴,输入调整信息,可调整冠状动脉血液循环,延长左心室射血时间,使心绞痛患者的心肌收缩力增强,心输出量增加,改善冠心病心电图的 S-T 段和 T 波,增加冠脉流量和血氧供给等,刮痧法强壮心脏的作用能够持续数周甚至数月。

8. 强壮作用

不论是现代医学中的神经、细胞,还是祖国医学中所提到的脏腑、五体,或为局部,或为整体,不论是因疾病而起,还是因衰老所致,其生理功能均有发生衰弱的现象,如四肢肌肉的麻痹萎缩、视力减退、听力下降、消化不良、失眠健忘、体倦神疲等。针对这些病理表现,除了要消除病因之外,均应采取强壮疗法。

刮痧的兴奋作用与药物的作用不同,药物治疗是针对病因给予某些有形

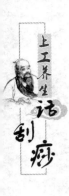

的实质以补充机体的不足,来达到强壮作用,如缺乏维生素就给予维生素制剂,缺少某种内分泌激素就给予该激素的生物制剂等。刮痧疗法与此不同,它并不是外加一定的物质来补充人体的不足,而是通过刺激机体的一定部位,对细胞、神经和内分泌腺产生一定的刺激作用。通过刮拭,由大脑起调整作用,促使内源性物质的产生,同时通过改善代谢,减少该物质的消耗,从而改善症状,使衰弱的症状最终消失。但是治疗这类疾病也是有一定限度的,年龄较大,身体已经进入衰老期,或是因为脏器有器质性的改变如癌肿或硬化等,刮痧所取得的治疗效果往往并不理想。

(三)美容作用

刮痧疗法除了具有保健、治疗作用以外,还具有美容作用。它可以同时作用于面部皮肤和人体的内分泌系统,从内外两个方面调节人体。临床上经常用于治疗黄褐斑、痤疮等疾病,同时还可以应用于日常的美容保健,减少皱纹,预防衰老。

面部刮痧可以使面部血管扩张,血流速度加快,使局部组织营养增强,促进皮肤组织细胞的生长,清除面部的有害物质,从而保持面部的健康美容和红润细腻。还有研究表明:刮痧可以消除脱落的上皮,有利于汗腺和皮脂腺的分泌,改善皮肤营养,防止皮肤衰老等。此外,因为刮痧还具有调节内分泌的功能,可以有效调节雌性激素的分泌,由内而外地调节皮肤状态,达到皮肤健美的目的。

四、影响刮痧的基本因素

影响刮痧治疗效果的因素非常多,只有对影响刮痧疗效的因素有了比较全面的认识,才能更好的掌握这种治疗方法,取得理想的治疗效果。人体疾病的发生是多方面因素综合作用的结果,同样的,疾病的痊愈也是多方面因素综合作用的结果。为了提高刮痧的治疗效果和巩固疗效,除了注意选穴、补泻(这部分内容将在第二章讲解),还要从以下几方面加以考虑。

（一）选穴

在治疗前，首先应当确定疾病的病位，判断病变的经络脏腑，根据疾病的病因、病位、病性以及病情标本缓急选经配穴。疾病定位是否准确、穴位配伍是否适当，是决定疗效的关键。如果不考虑这些就随意选取部位或穴位进行刮拭，不但不能有效地治疗疾病，还有可能会加速疾病的发展。要根据体质特点、病邪特点选经取穴，也应当注意体质因素的影响，根据体质的弱点有重点地刮拭相关经穴，这样会弥补和纠正体质的弱点，可以使治疗更具针对性，更好地提高治疗效果。

选经配穴，除了要强调针对性之外，还应当注意少而精。如果病变比较复杂，可以采取急则治其标、缓则治其本的方法，每一次治疗解决一个关键问题。因为，多部位、长时间的治疗势必会耗伤人体正气，影响疗效。

（二）刺激量

刮痧的刺激量与刮拭时的按压力及刮拭的速度、时间有着密切的联系。按压力大、刮拭速度快、作用时间长，则刮拭刺激量大，反之则刺激量小。刮痧治疗慢性病时，经络和穴区会产生一定的适应性，出现平台期，使疗效降低。这时，为了能够提高经络和穴区的敏感性，应当交替变换刮拭的部位和手法，改变对机体的整体刺激量，以达到更好的疗效。具体的做法可以参考以下两种。

1. 不同处方交替使用

可以将治疗中需要使用的经穴或部位分成两组，交替刮摩进行治疗，或者采用左右肢体的部位和穴位交替刮摩，这样就可以使每条经络和穴位的治疗间隔时间延长，有效的避免刮拭产生耐受的情况，提高临床治疗的效果。

2. 交替变换刮拭手法和方法

经过几次刮拭治疗之后，患者会有出痧减少或是不出痧的情况出现，此时，为了巩固疗效，避免损伤人体正气，可以改为以重点穴区和部位的治疗为主，对经络的整体治疗为辅，适当的减轻刮拭的按压力，重点穴位可以改用面刮法、点按法和按揉法相结合。

一 刮痧的基本知识

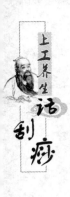

（三）时间因素

"天人相应"是中医的一个基本观点,结合丰富的临床实践经验,总结出"因时制宜"的治疗法则,强调时间因素在疾病诊治的作用。刮痧治疗作为中医外治法的一种,也必须重视时间条件的影响。近年来的实验研究也已经证明,时间条件是影响刮痧效应的一个重要因素。

人体自身有着非常精密的调节功能。中医认为人的脏腑、经络活动、气血盛衰状况有昼夜节律、月节律和年节律的变化。而且,科学研究也已经证明,人体内存在着许多的生理节律,如体温、消化和代谢均存在一定的生理节律。从中医学角度来看,经络气血的运行与时间也有着极为密切的联系。在针灸治疗理论中用十二经分配十二时辰的"子午流注"来指导临床的治疗。刮痧疗法是以经络学说为指导的,在临床中也根据时间的变化,寻找疾病的发生、发展规律,尤其是在保健刮痧当中,根据不同的时间选择不同的经脉进行刮拭,有时会收到意想不到的效果。

（四）个体差异

1. 机体的功能状态

对不同功能状态的人,刮痧疗法的效果也是不同的。在刮痧试验研究和临床实践过程中,人们常常发现,即使是使用同样的刮痧手法刺激同样的部位或穴位,由于机体处于不同的功能状态,刮痧的作用也是不同的。刮痧可以起到双向调节作用:对亢进的功能状态起抑制性作用,对低下的功能状态则呈现兴奋作用。例如,在使用平补平泻手法时,对胃肠病患者(胃痉挛、慢性胃炎、胃溃疡)进行刮痧,发现原本痉挛的胃变得弛缓,胃蠕动减慢者蠕动加快,蠕动过强者变慢。

2. 心理因素

中医学认为,人体是一个有机的整体,其生理功能、病理反应乃至治疗效应,都是受精神心理因素影响的。因为心理因素对人体的生理功能有一定的影响,所以心理因素对刮痧的效应也具有一定的影响。临床上,当患者具有战胜疾病的信心和做好充分思想准备时,这种积极的精神状态就能促进刮痧的治疗作用;反之,当患者顾虑重重、悲观消沉时,就极有可能削弱刮痧的治疗效果。但是对于后者,如果在治疗之前,通过详细的讲解或是其他手段,消除了患者的顾虑,还是会取得较好的治疗效果。

对于那些对疼痛非常敏感且治疗时非常紧张的患者,可以通过让其收听音乐、注视钟摆并读出节拍、在刮拭的过程中进行适度的谈话等方式,来分散患者的注意力,减轻在治疗时的疼痛感受,缓解紧张情绪,进一步提高刮痧的治疗效果。

(五)环境因素

刮痧时环境温度一定要适宜,这样有助于刮痧疗效的提高。有研究表明:只有在适当室温下,对经络的刺激作用才会发生,如果皮下温度降到 20℃以下,经气运行受到阻滞,循经感传现象就不能进行。当室温过低时,皮肤汗孔紧闭,经络反应能力下降,不易激发经气,治疗效果差。同时,要选择避风的场所进行刮痧治疗,即使夏季也不可在有过堂风的地方进行刮拭,这是因为刮拭之后,人体的皮肤腠理开泄,如果不能做到避风,则有可能导致再次感受风寒之邪,加重病情,影响治疗效果。

五、"痧"的含义及不同痧象的临床诊断意义

(一)"痧"的含义

"痧"是民间的习惯叫法,其含义有二:一是指病理反应的"痧",即所谓的"痧象";二是指刮痧刺激后反应的"痧",即所谓的"痧痕"。但是二者在形态、色泽上均有差异。

1.痧象

痧象是一切疾病在体表的病理性反应,一方面是指皮肤表面出现的色红如粟的疹子。如风疹出的疹子称"风痧",猩红热出的疹子称"丹痧",叶天士在《临证指南医案》中也指出"痧者,疹之俗称,有头粒如粟。"这是病理阳性反应物的一种。临床上很多疾病都可以有发痧现象,因此有"百病皆可发痧"之说。另一方面,指得是痧症,也叫"痧胀"和"痧气",是疾病的一种,多发生于夏秋之间,这些都不是单一的一种疾病,实际上是一种毒性综合反应的临床症状。古人认为,痧症主要是由风、湿、火之气相搏而发病。痧症包含的范围

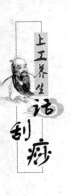

很广,现存中医古籍中有关痧症的记载,广泛涉及内、外、妇、儿等各科疾病。如《痧惊合璧》一书中就介绍了四十多种疾病,连带附属的共计有一百多种,根据书中描述的症状分析:"角弓反张痧"类似于现代医学中的破伤风;"坠肠痧"类似于腹股沟斜疝;"产后痧"类似于产后发热;"膨胀痧"类似于腹水。此外,民间还有所谓的闷痧、冲脑痧、青筋痧、暗痧等。

2. 痧痕

刮拭皮肤后,皮肤对刮拭刺激所产生的各种反应,主要是皮肤形态和色泽的变化。常见的痧痕包括体表局部组织潮红,紫红或紫黑色痧斑,小点状紫红色疹子,并经常伴有不同程度的热感。皮肤的这些变化可以持续1天至数天。邪气深浅和病程久暂不同,痧色形态表现也各不相同;出痧部位的深浅,可以反映病邪的深浅;出痧的经络穴位可以帮助判断疾病的位置,进行自我诊断。这是因为痧的颜色、形态和部位的深浅是由该处代谢产物多少即缺氧的程度来决定的。健康人体内没有代谢产物潴留,毛细血管的通透性功能正常,所以,在进行刮拭之后,无"痧"出现;机体发生疾病时,脏腑功能减退,代谢产物不能及时排出体外,在体内出现不同程度的潴留,形成危害机体健康、使机体内环境失调的内毒素,这些毒素使机体的毛细血管通透性异常,刮拭时造成毛细血管的破裂,可以形成黏膜、肌肤之下的充血和充血点,状如沙粒,或散在、或密集、或积聚成片、或融合成斑块,即出现"痧"。因此,出痧的过程是排除体内毒素的过程。由此可见,痧痕是渗出于脉外的含有大量代谢废物的离经之血,不久即能扩散,从而产生机体的自身溶血作用,形成一种新的刺激因素。这种刺激可以使局部血液流速加快,淋巴液、组织液运行速度加快,新陈代谢旺盛,可以促进机体的内毒素排出体外。同时局部血液流变学的改变,使得局部的营养代谢更加合理,自身免疫能力进一步提高,从而能够起到预防和治疗疾病的目的。

痧痕的产生不同于搓伤出血,搓伤出血属于外伤性出血,血色鲜红,血量较大;出痧之血血色紫暗。外伤出血局部伴有疼痛、血肿甚至有运动障碍;而刮痧所出的痧痕出血量少,而且在出现后,能够镇静止痛、消除血肿,使运动障碍得到缓解,机体运动功能逐渐恢复正常。痧痕的产生又与痧疹不同,主要体现在痧疹出现的部位和自身形态上。痧痕对疾病的诊断、治疗以及疾病的预后判断上具有一定的临床指导意义:如果痧色鲜红,呈点状,多为表证,病情轻,病程短,预后良好;痧色暗红呈片状或痧块,多为里证,病情重,病程长,预后差。随着治疗的进程,痧痕的颜色由暗变红,由斑块变成散点,这就说明病情正在好转,治疗已经收效。

(二)不同痧象、痧痕的临床诊断意义

刮痧除了对临床疾病具有治疗意义以外,还对疾病具有诊断意义。这是因为经络腧穴和人体的脏腑之间有十分密切的联系,所以内脏以及各个器官组织发生病变,其相应的经脉循行线上在刮拭的时候就会有痧痕出现,并且还会出现敏感疼痛、结节等阳性反应物。通过观察痧痕的颜色、形态变化,阳性反应物形态大小、软硬程度以及疼痛区的敏感程度,就可以较早的对疾病的病位、病因、病性、病程进行宏观的、概略的分析和判断。这种诊断方式是不需要借助任何先进仪器的,既是诊断的过程,又是治疗的过程,具有诊断、治疗、预防三效合一的优势。

1. 判断病位

根据经络的循行分布以及脏腑经络的病理状态的直接关系,就可以根据出痧和阳性反应物的部位来判断病位。如背部膀胱经心俞和上肢心经的出痧和阳性反应即可判断出疾病在心经或是心脏;某脏腑的体表投影区的痧和阳性反应物即反映该脏腑的病变。在这里需要说明的是,根据出痧的部位和阳性反应物的部位进行诊断要以第一次刮出的痧和出现的阳性反应物最为准确。

另外,属于缺血性微循环障碍的疾病在中医的辨证中多属于虚证,因其气血不足,故在临床实践中往往不出痧或出痧较少,在这种情况下,对阳性反应物形态、大小、深浅和敏感区疼痛性质的观察就显得十分重要。例如:背部膀胱经心俞穴有结节,说明心脏或心经缺氧,气滞血瘀的时间比较长。再如,刮拭背部大椎、肺俞等穴位的时候,如果出痧很快,而且痧色浅而红,再根据其他诊法,如问诊远期无病而近期感冒,就可以考虑风寒束肺;但如果近期并无外感疾病,就应当考虑慢性肺部疾患;如刮拭见效、不刮马上反复的就应当考虑是肺气肿,等等。

2. 确定病因和病性

痧的色泽、形态、多少与人的体质和病性具有十分密切的关系。寒邪所致的病证、陈旧性的病证大多痧出颜色晦暗,而热邪所致的病证、急性的病证大多痧出颜色鲜明。同样的疾病,如果出痧较多,那么该病在辨证中大多属

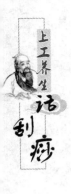

实热证、血瘀证、痰湿证；如果出痧较少，那么辨证大多属于气血不足的虚证。

有时候痧的形态也可以反应病变的形态。如乳腺增生患者，背部乳腺的对应区出现的痧的形态即提示乳腺增生的形态：均匀的痧提示乳腺弥漫性增生，条索或包块样痧痕提示乳腺为条索状或结节状增生。如果刮痧后马上出痧，但表现为大片的血斑，应当立即停刮，考虑是否为血小板低下或者是其他血液病。如果关节附近经过刮痧拍打之后出现痧粒，就可以诊断为关节病变，如果痧粒大且紫黑，说明关节病变严重，或者是比较严重的骨质增生，病情比较严重。

3. 判断病势和疗效

出痧及阳性反应区的变化与疾病的发展势头、治疗效果之间也有一定的关系。通过观察每次治疗后的出痧情况和阳性反应区的变化就可以了解病情的轻重、病势的进退。一般的规律是这样的：病情比较轻、病程比较短、体内毒素比较少的患者，刮拭出来的痧的部位也相对比较表浅，痧色比较鲜红，痧粒的分布比较分散，而阳性反应结节也具有部位表浅、体积小、质地比较柔软、阳性敏感区的疼痛较轻的特点。相反，病情比较重、病程比较长、体内毒素多的患者，刮拭出来的痧的部位就比较深、痧色比较紫暗、痧粒的分布也比较密集，阳性反应结节具有部位深、体积大、质地比较坚硬的特点，而且阳性敏感区的疼痛比较重。病情越重、病程越长，则痧色越重、痧粒分布越密集、痧的部位越深，结节也越深、越大、越坚硬，敏感区也越疼痛。如果在治疗之后，患者的出痧由多变少、由密集转为稀疏、颜色由深变浅，阳性反应物的结节由大变小、质地由坚硬转为柔软，疼痛由重变轻，就说明治疗是有效的，疾病正在向着痊愈的方向发展。气血不足的虚证，刮拭之后，出痧由少变多，说明机体的气血正转向充盛，也可以认为疾病在向痊愈的方向发展。如果在刮拭之后，出痧反而较从前有所增加，而病情却没有减轻，应当考虑实证、顽固性疾病或病情是否处在邪气偏盛或进展的阶段。值得注意是：服药过多、肥胖、肌肉发达、气血不足的患者均不易出痧，对这类患者不能以出痧的多少来判断疗效。

总之：病重则痧重，病轻则痧轻，实证则痧重，虚证则痧轻，无病不出痧；病重则出痧周期长，病轻出痧周期短。痧色重紫，病重病久；痧色鲜红较浅，说明病轻、病程短。本脏腑对应区位经脉皮部出痧一般反映本脏腑的病变。

第二章　掌握刮痧

一、刮痧疗法的种类和刮拭手法

刮痧的方法很多,根据用具、手法和目的的不同可以分为直接刮痧法、间接刮痧法和保健美容刮痧法。

(一) 直接刮痧疗法

所谓直接刮痧疗法就是医生用工具直接作用于人体某部位的皮肤上,通过直接刮拭人体皮肤,使其发红发紫或出现紫红色的痧痕痧点来,这种方法多用于患者体质比较强壮而且证型又属于实盛之候。根据用具和手法,具体又可以分为刮痧、抓痧、揪痧、扯痧、挤痧、拍痧、放痧、挑痧、焠痧九类。

1. 刮痧

刮痧是最常用的方法,也是本书介绍的重点内容。本法采用刮痧板蘸特制的刮痧活血剂,在患者体表上的一定部位(通常是颈项两侧和背部脊柱两旁,也可以选取胸胁和上肢肘窝以及下肢腘窝)从上到下、从中间向两边连续刮动,力度要先轻后重,使皮下显出一道道的痧痕,如果痧痕随刮随消,说明痧证较重,需要继续刮直到不消失为止。需要提醒的是,小儿皮肤娇嫩,在刮拭时用力要酌情减轻,以免刮伤皮肤。

手法　施术者右手持操作工具,蘸适量刮痧活血剂,在已经确定的体表部位轻轻向下顺刮或从内向外反复刮动,使用腕力,力度逐渐加重,力量要均匀,沿同一方向进行。一般刮拭 10～20 次,以出现紫红色斑点或斑片

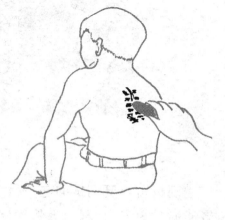

刮痧

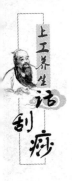

为宜,不可强求出痧。具体可以分为下面10种手法。

（1）面刮法

手持刮板,刮拭时用刮板的1/3边缘接触皮肤,刮板向刮拭的方向倾斜30°～60°角(45°角应用最为广泛),利用腕力多次向同一方向刮拭,要求要有一定的刮拭强度、长度,这种刮拭方法比较适用于身体比较平坦的部位或穴位。

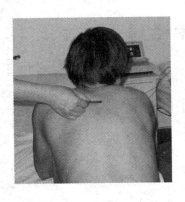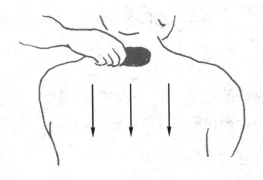

面刮法

（2）角刮法

使用刮板的角部在穴位上自上而下进行刮拭的一种方法,刮拭时,刮板面与被刮拭的皮肤呈 45°角倾斜,这种刮法比较常用于肩部(如肩贞)、胸部(如中府、云门)的刮拭。刮拭时注意手法要灵活,不宜过于生硬,而且因为角刮的阻力相对要小,要避免用力过猛而伤及皮肤。

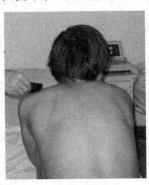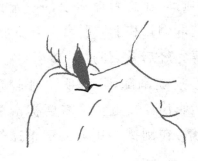

点按法

（3）点按法

刮板角与要刮拭的穴位呈 90°角垂直按下,力量由轻到重逐渐增加,以患者能耐受为度,片刻后突然抬起,使肌肉恢复原状,多次重复。这种手法较适用于无骨骼的软组织处或肌肉丰厚的脊柱两侧和骨骼凹陷的部位,如人中、膝眼等穴。要求手法连贯自如，操作时将肩、肘、腕的力量凝聚于刮板角，既要有弹力又要坚实，气到力到，刚中有柔，柔中带刚。这种手法是一种比较强的刺激手法，具有镇静止痛、解痉作用，多用于实证的治疗。

（4）拍打法

用刮板一端的平面拍打体表部位或穴位的一种方法。拍打法比较常用于四肢，特别是肘窝和腘窝处的治疗中。拍打时，一定要注意在拍打部位先涂抹适量的刮痧润滑剂，力量逐渐加重，10～20次为宜，不强求立即出痧。拍打法可用于治疗四肢疼痛、麻木以及心肺疾病。

（5）按揉法

用刮板角部以20°角倾斜的按压在穴位上，向下有一定的按压力，做柔和的旋转运动，刮板角平面始终不能离开所接触的皮肤，速度较慢（以每分钟50～100次为宜），按揉力度应当深透至皮下组织或肌肉。也可以根据患者的要求以及患者的胖瘦、机体强健虚实的程度来调整按揉时的力度。这种方法属于中等强度手法，常用于对脏腑具有强壮作用的穴位，如足三里、合谷、内关以及颈背腰部全息穴区中痛点的治疗。

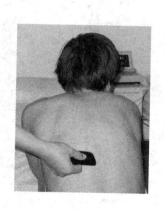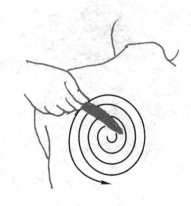

按揉法

（6）厉刮法

又称"刮蹭法"，指刮板角部与穴区呈90°角垂直，刮板始终不离开皮肤，并施以一定的压力作短距离的（约1寸长）前后或左右摩擦。这种手法一般多用于头部的全息穴区。

（7）梳理法

按经络的走向用刮板自下而上或自上而下循经刮拭，用力轻柔均匀，平稳和缓，连续不断。一次的刮拭面宜长，一般从肘膝关节部位至指尖。常用于治疗结束后或保健刮痧时,对经络进行整体调理,松弛肌肉,消除疲劳。该手法属于轻手法,有理筋顺气活血的作用。

(8)拨筋法

拨筋法是用刮板的一角对肌肉比较坚实的地方进行拨动,类似于推拿手法中的拨法。拨动的方向与肌肉纤维的走向相垂直,拨筋法的力度很强,用力以耐受为度,一般只用于脊柱两侧,对于缓解肌肉的痉挛和松解肌肉粘连具有非常好的作用。对于一个部位拨动3～5次即可,拨后可以用梳理法以缓解反应。这种方法比较常用于健身刮痧。

(9)振颤拖拨法

用刮痧板的边缘,顺着肌肉纤维的方向作振动拖拨用力。主要用于治疗深层肌肉组织粘连及身体肥厚部位的损伤等。

(10)切按法

用刮痧板的边缘,作顺次切按用力。主要用于患处肌肉僵硬、粘连或深层软组织损伤等。

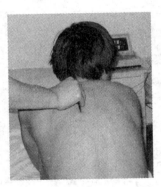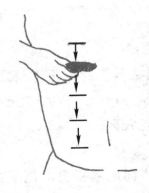

振颤拖拨法

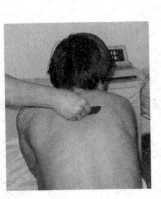

切按法

刮痧法有宣通气血、发汗解表、舒筋活络、调理脾胃等功能。可用于治疗中暑、小儿感冒挟食、小儿惊风等疾病。

2.抓痧

抓痧又称"撮痧",也是常用手法之一,先预备清水一碗,施术者用清水润湿手指,用示、中指或拇、示指相对用力,拧提受术者体表的一定部位至拧出一道道紫暗红色的痧痕为止。

抓痧的部位:头部(印堂即眉心处,双太阳穴);颈部(前颈取廉泉、天突两穴连线中点左右旁开1寸;后颈取大椎、大椎直上后发际处及后发际与大椎连线中点左右旁开1寸);肩部(肩井);胸部(从璇玑起,分别向左右每隔1寸取一点);腹部(取下脘、石门、双侧天枢);背部(陶道分别向左右每隔1寸取一点);腰部(取命门或肾俞);四肢(上肢取曲池、合谷,下肢取委中)等,也可以在患处取压痛点。

手法 将手指以清水湿润,五指弯曲,用示指与中指的第2指节对准所选部位,将皮肤挟起,然后松开,一起一落,反复进行;或用拇指和示指反复捏起皮肤。手法先轻后重,手指皮肤保持湿润,每点挟撮6～8次,或以皮肤出现橄榄状的紫红色充血斑为度。局部皮肤有痈疮、溃烂或肿瘤则禁用此法。

本法有行气开闭、调畅气机、宣泄痧毒、解除痉挛等功效。用于治疗痧症、急性胃肠炎、中暑、流行性感冒、关节疼痛、头痛、发热、咳嗽等。

另外,抓痧还经常配合按摩或点穴疗法中的点揉法。这样既可以弥补刮痧疗法的不足,又可以增加疗效。点揉法的动作要领是施术者用手指在人体的一定部位或穴位上进行点压,力贯于指端,着力于皮肤和穴位上,力量由轻到重、由表及里,以手腕带动手指灵活揉动,频率50～100次/分。要持续一定的时间,通常为3～5分钟,以患者感觉酸胀和皮肤微红为度。结束时则应该由重到轻,缓慢收起。注意力量不宜过大、过猛。另外,在揉动时,手指不能离开皮肤。

3.揪痧

揪痧又称为夹痧法、拧痧法,是指在施术部位涂上刮痧介质后,施术者五指屈曲,用示指、中指的第2指节对准施术部位,对抗用力,把皮肤与肌肉揪起,然后瞬间用力向外滑动再松开,使皮肤恢复原状,这样一揪一放,反复进行,并连续发出"巴巴"的声响。在同一部位可连续操作6～7遍,这时被揪起的部位就会出现痧点。该方法多选择在腧穴上,具有通经活络、活血定痛、调

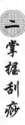

和阴阳、引血下行的功用。

以下几种情况不适于使用揪痧:病人身体瘦弱,背部脊骨凸起者,最好不在背部揪痧;患者有心脏病,如心肌梗塞、心绞痛时,不可采用揪痧疗法;血友病或有出血倾向者,不宜揪痧。

4. 扯痧

扯痧是施术者用示指、大拇指提扯受术者的皮肤和一定部位,使浅表的皮肤出现紫红色或暗红色痧点。此方法主要作用于头部、颈项、背部和面部的太阳穴、印堂穴。对于扯痧疗法,各地有不同的称谓,如:钳痧斑、拈痧、夺痧、扭痧、掐痧。这种方法较上文提到的揪痧法力度要大(但注意要以患者能忍受为度),具有发散解表、通经疏郁的功效。

在临床中,以下几种情况不适于使用扯痧:病人身体瘦弱,背部脊骨凸起者,最好不在背部揪痧;患者有心脏病如心肌梗塞、心绞痛,水肿病人,血友病、出血性紫癜和其他出血疾患者。

5. 挤痧

挤痧是用大拇指和示指在施术部位用力挤压,连续挤出一块块或一小块紫红痧斑的方法。

手法 施术者两手大拇指及示指相对,用力挤压,连续挤出一块块或一小块紫红痧斑即可。此方法多用于患者头部,适用于头痛、脑胀,具有清头明目、镇静止痛的功用。一些症轻的痧病,只要用此手法在头额部施术挤出一排方形的小痧斑,就可治愈。

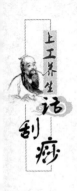

挤痧

6. 拍痧

用虚掌或用刮痧板拍打体表的施术部位,如:脊背、胸腹、腰臀、肘窝、腘窝等处,拍打至皮肤发红充血,呈现紫红色或暗黑色的斑痧斑点为止。

手法 伸开手掌、指,掌心向下,掌心面呈空心状,掌指关节和指关节并齐微屈,腕关节放松。拍打时,手臂固定不动,靠手腕关节活动,手掌自上向下自然落到要拍打的地方,呈击打式,用力均匀适中,讲究弹性、节奏性。

这种手法具有舒经通络、行气活血的作用。经常与刮痧轮流使用,作用与之相类似,亦可配合使用放痧疗法。《痧胀玉衡》中就曾多次论及使用拍法进行痧症青筋的治疗。

7. 放痧

放痧就是放血以泄痧毒的一种方法。具体的操作是：用针（一般用三棱针，民间多用缝衣针）点刺一定穴位（如手指十宣穴，肘部曲池穴、曲泽穴，腘窝委中穴，重者兼刺金津、玉液穴），使流出或挤出少量紫黑色血液，目的在于放出痧毒，挫其邪势。

开四门：也是放痧的一种手法，对严重的痧病治疗疗效很高。所谓开四门是取下列四个重点穴：人中、委中、金津、玉液。但是，这种手法一般是在病情极为严重时才使用。

8. 挑痧法

挑痧法是指用针挑刺体表的一定部位，放泄痧毒的方法，是"刺络疗法"中的一种。

挑痧部位如下：头颈项部，从头上沿太阳穴、头颈部两侧和项部两侧各一个痧痕点；胸腹部，从华盖穴开始沿肋间左右各 2 个痧痕点，中脘、神阙两侧，关元左右各 1 个痧痕点；腰背部，肺俞，肩板筋双侧、腰背部两侧俞穴、委中穴等。

手法 局部皮肤严格消毒，左手提起挑刺部位皮肉，右手持针轻快地刺入向外挑，每个部位挑刺 3 下，同时用双手挤出紫暗色痧血，反复 5～6 次，最后用消毒棉球擦净。应用时主要注意工具的消毒。

挑痧法具有解郁开闭、调畅气机、宣泄痧毒等功效。可以用于治疗中暑、暗痧、宿痧、郁痧等病症。对于痧病重症，应结合其他治疗方法抢救。

常用的挑痧法，根据手法的不同可以分为以下几类：

①挑刮法：是一种先刮后挑的综合手法。这种方法具有透痧解表、清热解毒的作用。操作时先在相应的部位进行刮治，刮治的方法与刮痧法相同，待出现痧点后再应用挑痧法将痧痕中的瘀血挑出即可。

②挑点法：是一种快速挑提的方法。操作时以针尖对准挑痧点快速进针，随后快速将针挑出。施术时要求针头部分不应有摇摆、牵拉的动作，又不可将表皮挑破。该方法具有活血祛瘀、通络散结的作用。

③挑筋法：是一种以挑提摇摆的动作为主的方法，操作时，以针尖抵在挑点的中心，缓慢进针，穿破表皮后可以放松左手示指的压力，同时，右手将针尖稍微翘高一点，提高针体作左右摇摆动作，把挑出的表皮拉断（表皮处的皮

一掌握刮痧

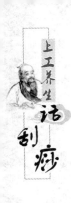

肤很容易被挑破,只作开口之用),待开口被挑好后,就可以挑出一些稍微具有黏性的纤维,挑出一条拔出一条,直到把开口处的纤维挑完为止。这种方法是挑痧法中最常用的方法之一,而且可补可泻,作用较强而且持久,适应范围广,临床应用意义大。

④截根法:是在挑点上由浅到深、一层一层地快速把筋挑起再挑断或切断的一种方法。这种方法的作用和挑筋法相类似,但作用效果较弱。具体操作如下:左手的拇指、示指张开,固定在受术者应当进行挑治的部位,右手横握针柄,针尖对准挑点中心,用挑筋法从浅到深,把皮肉或皮下筋膜的纤维挑起,并用小刀割断,待残端自然缩回即可。

⑤挑挤法:是一种先挑后挤的方法,操作时,先用针尖挑破皮层,再在出针时和出针后用左手的手指作相应的按压。但应注意:针口不宜太小;要顺着针口向外挤压,这样更有利于驱除病邪、湿毒。切忌向里挤压,否则将变成迫邪入内,使病情更加加重。这种方法多用于指尖、耳尖、鼻尖、印堂、四缝等毛细血管丰富的地方。

⑥挑脂法:顾名思义,是一种挑破皮肤层后取出皮下脂肪的方法。该方法具有祛痰除湿、健脾醒胃的功效。具体操作如下:施术者和助手以双手按于挑点周围并压紧,用针刺入皮下并迅速挑开皮层进入皮下,这时,皮下脂肪小体会被挤出,然后用针尖边挑边刮,把分布在脂肪团上的稀疏纤维挑断,尽量挤出脂肪液体,最后用针体把针口残留的脂肪刮干净。

⑦挑拉法:是指以针挑起皮肤,斜向拉动的方法。操作时,施术者以针尖对准挑点缓慢进针,穿皮后,以针斜向拉动,一提一放,力量逐渐加重。该方法具有散瘀止痛、祛瘀生新、舒筋通络、活血定痛的功效,临床广泛用于痛证的治疗,具有非常好的疗效。

⑧挑提法:是指在挑点上挑起一定的皮肤,垂直向上提起至皮肤拉紧,然后再行放下,如此一提一放反复进行的方法。这种方法具有舒筋通络、散瘀止痛的功用,常用于腰腿痛、肩臂痛等病症。在操作时要注意,力量要逐渐加重,每个挑点要持续 3～5 分钟,千万不可挑断皮肤。

⑨挑摆法:是一种以左右摇摆动作为主的刮痧手法,具有疏通经脉、祛瘀止痛、活血散结的功效。操作时,施术者以针尖对准挑点缓慢进针,穿入皮肉后提起,使皮肤拉紧后,作有节奏的摇摆,幅度根据所穿部位皮肤的松紧度而定。

9. 焠痧法

又名灯火燋法,是使用灯芯蘸油,点燃后,在受术者皮肤表面上的红点处燃烧,手法要快。接触到受术者皮肤后,往往可以听到灯火燃着皮肤的"啪啪"声,十分清脆。(《先传外科秘方》中有如下记载:"搅肠沙证发,即腹痛难忍,但阴沙腹痛而手足冷,看其身上红点,以灯草蘸油点火烧之。")

手法 袒露出小红痧点,施术者拿灯芯蘸香油,在火上点燃后,迅速在小红痧点上烧灼,手法要快,不能烧到受术者皮肤。

焠痧法具有温中散寒止痛的功用,临床上多用于治疗寒证,包括腹痛、手脚发冷、口唇发冷等征候。

(二) 间接刮痧疗法

在受术者将要刮拭的部位放一层薄布,然后再用刮拭工具在布上刮拭,称为间接刮法。使用此种方法除了具有刮痧的功效外,还具有保护皮肤的作用,适用于儿童、年老体弱、保健刮痧及高热、中枢神经系统感染、抽搐、某些皮肤病患者。

手法 刮痧之前先在刮痧的部位放上干净的手绢(或者是大小适当、洁净柔软的布也可以),用消毒好的刮痧工具在手绢上以每秒钟2次的速度朝一个方向快速刮拭,每处可以刮拭20~40次,然后掀开布检查一下,如果出现痧痕,就可以另换一处再刮。如果是闭眼不睁、轻度昏迷或是高热不退的患者,可以加刮两手心和两足心以及大椎的上、下、左、右四处,每一处加刮至100次左右。

二、刮痧的操作要点

在进行刮痧治疗的时候,尽量保持患者的体位舒适,使需要刮痧的部位处在一个舒适放松的姿势下,以便有利于配合治疗。同时施术者的姿势要注意随时调整,注意保持合适的位置、步态、姿势,以有利于发力和持久操作。

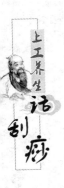

（一）持板方法

使用正确的刮拭方法可以提高治疗效果，减少病人在治疗时的痛苦，缩短疾病痊愈的时间。要掌握正确的刮拭方法，首先要掌握刮板的正确拿法：握住刮痧板，拇指放在刮痧板的一侧，另外四指自然放在刮板另一侧，刮板的底边横靠在手掌掌心的部位，与体表成 45°～90°角，用力均匀、自上向下或从中间向两侧刮拭。

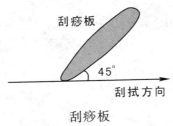

刮痧板

刮痧板

刮拭方向

（二）角度与力度

进行刮痧疗法时，要注意角度和力度，一般以右手掌握刮痧用具，灵活运用腕力、臂力，切忌使用蛮力。刮治时，硬质刮具（如水牛角刮痧板、硬币等）的钝缘最好与皮肤成 45°角，否则会将肌肉和皮肤推起，形成推、削之势，造成疼痛或损伤。

刮痧时除了要向着刮拭的方向和部位用力以外，重要的是要对肌肤有向下的按压力，因为经脉在人体有一定的深度，必须使刮拭的作用力传导到深层组织，才有治疗作用。刮板作用力透及的深度一定要达到皮下组织或肌肉方可，如果作用力大，甚至可以达到内脏和骨骼。刮痧最忌讳不使用按压力，仅在皮肤的表面进行摩擦，这种刮法是极其错误的，不但没有治疗效果，还会因为反复摩擦造成皮肤局部水肿甚至破损。但是，也并不是说按压力越大越好，根据人的体质、病情的不同，治疗时所选取的按压强度也会有所不同；在骨骼突起的部位按压力应较其他部位作适当减弱。力度的大小要根据患者的体质、病情及其承受能力来决定。正确的刮拭方法，应当始终保持按压力。每次刮拭的速度要均匀，力度应保持平稳，不要忽轻忽重、头轻尾重或是头重尾轻。

（三）身体各部位刮拭方向

在使用刮痧疗法进行治疗的时候,要根据人体各个部位的不同生理解剖特点来选用合适的刮法,同时,根据病症的特殊需要决定刮拭的顺序和方向。在治疗过程中,同一部位的经穴刮拭完毕后,再进行另一部位经穴的刮拭。

1. 整体的刮拭顺序

刮痧时整体刮拭的顺序是自上向下,基本上按照头颈部→脊柱及其两侧→胸部→腹部→四肢部和关节的顺序进行刮拭。关节部根据其相应结构,采用点揉和按压手法。进行经络腧穴的刮痧治疗时,采用先上后下、由内到外的顺序进行刮拭,每个部位一般先刮阳经,再刮阴经,从左到右的进行刮拭。任何疾病均可以先刮拭颈背部(即取大椎、魄户、膏肓、神堂)(见插页挂图"背面"),然后再刮拭其他经脉线以及患处局部。撮痧、挑痧也可以按照上述顺序进行。

2. 人体各部位的刮拭方法

（1）头部　人体的头部是有头发覆盖的,在头发上面进行刮痧必须使用面刮法。刮拭的时候可以不涂抹刮痧润滑剂。为了增强刮拭效果,可以使用刮痧板的薄面边缘或刮板角部进行刮拭,每个部位刮 30 次左右,刮至头皮有发热感为宜。刮拭时应当注意手法采用平补平泻法,若刮拭局部产生痛、酸、胀、麻等感觉,也不必担心,这是正常现象,坚持刮拭即可消失。刮拭头部时宜双手配合,一手扶持受术者头部,一手刮拭,以保护头部稳定和安全。

①侧头部:从头部两侧太阳穴开始,至风池穴止,经过的穴位主要包括头维、额厌穴等,涉及的经络主要是足少阳胆经。

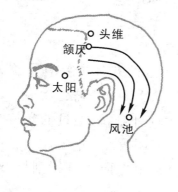

侧头部刮痧

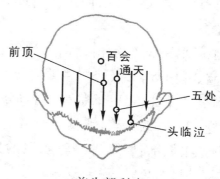

前头部刮痧

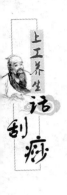

②前头部:从百会穴开始至前发际为止。经过的穴位包括前顶、通天、五处、头临泣等,涉及的经络主要包括督脉、足太阳膀胱经、足阳明胃经。

③后头部:以百会穴为起点至后发际止,经过的穴位包括后顶、脑户、哑门等,涉及经络主要是督脉。

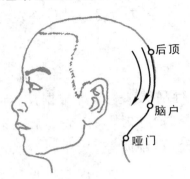

后头部刮痧　　　　　　　全头部刮痧

④全头部:以百会为中心呈放射状向全头部刮拭,经过全头穴位和头针中的运动区、感觉区、胃区、生殖区等。

(2)面部　在进行面部刮痧时,要由内向外按肌肉走向进行刮拭。面部出痧影响美观,因此刮拭手法一定要注意用力轻柔,忌用重力、大力进行大面积刮拭,可以采用短时间、轻力度、多次数的方法,要以疏通经络、促进气血循环为目的。在进行眼、口腔、耳、鼻病的治疗时,必须经本人同意后才可出痧。

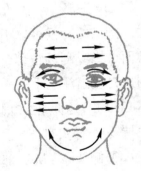

面部刮痧

①刮拭前额部:前额由前正中线分开,两侧分别由内向外刮拭,前额包括前发际与眉毛之间的皮肤。经过的穴位有印堂、丝竹空、阳白等,涉及经络主要是足阳明胃经。

②刮拭两颧部:分别由内向外进行刮拭,经过的穴位主要有承泣、四白、下关、听宫、耳门等,涉及经络主要有足少阳胆经、手少阳三焦经等。

③刮拭下颌部:要以承浆为中心,分别由内向外刮拭,经过的穴位主要有承浆、地仓、大迎、颊车等,涉及的经络主要是足阳明胃经。

④刮拭眼周部:要顺着眼轮匝肌的方向分别由内向外进行刮拭,经过的穴位主要有攒竹、鱼腰、童子髎等。

(3)颈部　人体颈部总共有六条阳经通过,大椎为"诸阳之会",阳经中的

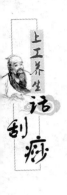

精髓直接通过督脉灌输于脑,颈部是必经之路。所以经常刮拭颈部,具有育阴潜阳、补益人体正气、防治疾病的作用。刮拭时应当注意:用力要轻柔,如果患者的颈椎棘突突出,也可以用刮板棱角点按在棘突之间进行刮拭,刮拭颈两侧到肩上时,一般应尽量拉长刮拭距离,即从风池一直到肩井附近,中途不能停顿。颈部到肩上的肌肉比较丰厚,用力可以稍重,一般可以用平补平泻手法,即使用力重、频率慢的手法。

①刮拭颈部正中线(督脉颈部循行部分):从哑门开始直达大椎。

②刮拭颈部两侧到肩上,从风池开始至肩井、巨骨。经过的穴位包括肩中俞、肩外俞、秉风等。

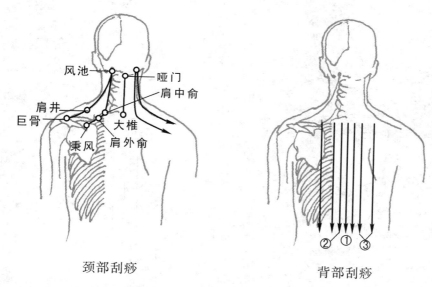

颈部刮痧　　　　　　　　　　背部刮痧

(4)背部　进行背部刮拭时,主要按由上向下的顺序进行。一般先刮后背正中线的督脉,接下来再刮两侧的夹脊穴和膀胱经。可以先使用局部按揉法对穴区内督脉以及两侧膀胱经附近的敏感压痛点进行按揉,再按照从上向下的顺序刮拭穴区内的经脉。刮拭背部包括以下几条线:①背部正中线即督脉;②夹脊穴(胸椎、腰椎和骶椎棘突两侧旁开0.5寸);③背部足太阳膀胱经循行路线(脊椎旁开1.5寸和3寸的位置)。

在进行刮拭时需要注意:背部正中线刮拭时手法要轻柔,用力不可过大,以免伤及脊椎。身体虚弱、脊椎棘突突出者,可由上向下用刮板的棱角点按两棘突之间刮拭。背部两侧的刮拭可视病人体质、病情用泻刮法或平补平泻法,用力要均匀持久,尽量拉长刮拭距离。背部刮痧具有十分重要的作用,它不仅可以治疗疾病还可以诊断疾病,长期刮拭还具有强身健体的功用。

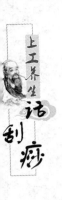

（5）**胸部**　胸部刮痧时,要刮拭正中线（即任脉）,起自天突穴到膻中穴为止,用刮板的角部自上而下进行刮拭。胸部两侧以身体前正中线为分界线,分别向左右两侧,先左后右,用刮板的整个边缘由内向外沿着肋骨的走向进行刮拭,注意避开乳头部位。中府处宜用刮板角部由上向下刮拭。

胸部刮拭时要注意:刮拭胸部正中线时,因为此处肌肉较为薄弱,用力要均匀轻柔,不可用力过大。胸部两侧的刮拭一般采用平补平泻法。对于病久、体弱、胸部消瘦的患者,刮拭时可以用刮板棱角沿两肋间隙刮拭。女性乳头部禁刮。

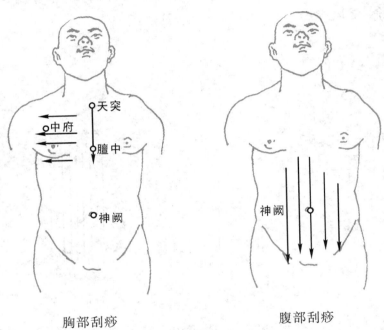

胸部刮痧　　　　　　　　　腹部刮痧

（6）**腹部**　腹部的整体刮拭顺序通常是由上向下的。可以用刮板的整个边缘或1/3边缘进行刮拭,自左向右进行。注意:患有内脏下垂的病人,刮拭顺序应改为由下向上,防止加重病情;空腹或饭后半小时以内禁在腹部刮拭;肝硬化腹水、腹部新近手术、肠穿孔等患者禁刮腹部;神阙（即脐中）禁止涂抹刮痧油和刮痧。

（7）**四肢**　人体的四肢部均采用由上向下方向进行刮拭。刮拭时应注意:四肢刮拭时应尽量拉长刮拭距离,遇到关节部位时不可使用强力、蛮力重刮;四肢皮下不明原因的包块、感染病灶、皮肤破溃、痣瘤等处,刮拭时应当避开;四肢疾病中比较多见的急性骨关节创伤、挫伤之处不宜进行刮痧,但在康复期阶段做保健刮痧可以促使机体提前康复;下肢静脉曲张、水肿患者在进行刮痧时,方向改为从下向上。

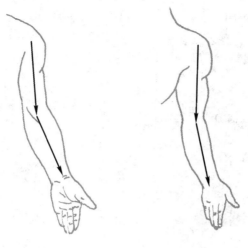

四肢(上肢)刮痧

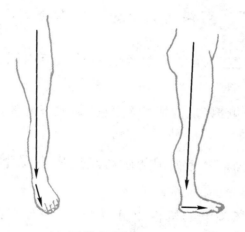

四肢(下肢)刮痧

(8)膝关节 "膝为筋之府",同时又是人体中结构最为复杂的一个关节,对于人体的运动功能有着极为重要的调节功能。经常刮拭除了可以治疗膝关节的病变外,还可以治疗腰背部疾病、胃肠道疾病等。

①刮拭犊鼻(膝眼),先用刮板的棱角点按刮拭双犊鼻,由里向外宜先点按深陷,然后向外刮出;或在局部拔罐后再进行刮拭。

②刮拭膝关节前面部(足阳明胃经经过膝关节前面的部分),膝关节以上的部分从伏兔经阴市至梁丘,膝关节以下部分从犊鼻至足三里,从上向下进行刮拭。

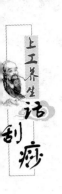

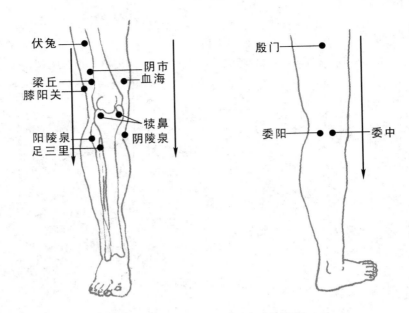

伏兔

梁丘
膝阳关

阳陵泉
足三里

阴市
血海

犊鼻
阴陵泉

殷门

委阳　　委中

膝关节前面、内侧、外侧部刮痧

③刮拭膝关节内侧部（足太阴脾经经过膝关节内侧的部分），刮拭穴位血海、曲泉、阴陵泉等。

④刮拭膝关节外侧部（足少阳胆经经过膝关节外侧的部分），刮拭穴位有膝阳关、阳陵泉等。

⑤刮拭膝关节后面部（足太阳膀胱经经过膝关节后面的部分），刮拭的穴位有殷门、委中、委阳等。

刮拭时要注意，膝关节的机构十分复杂，刮痧时宜使用刮板棱角进行刮拭，以便掌握刮痧的正确部位、方向，而不致刮伤膝关节；刮拭操作要轻柔，用力要均匀，以出现轻微痧痕或发热感为度。膝关节积水者，不宜局部刮痧，可选用远端穴位进行刮拭。膝关节后下方及下端刮痧时比较容易起疱，疱起时宜轻刮，如遇曲张之静脉可改变刮拭的方向，由下向上进行刮拭。整个膝关节可用掌拍疗法。

（四）补泻

刮痧疗法要遵循中医理论中的"虚则补之，实则泻之"的补泻原则，在临床实际应用中分为补法、泻法和平补平泻法三类。刮痧疗法的补泻作用，取决于操作力量的轻重、速度的急缓、时间的长短、刮拭的长短、刮拭的方向（经脉气血的运行方向顺刮为补,逆刮为泻)等诸多因素。根据患者的具体情况,考虑疾病的虚实,选用恰当的手法,如果选用的补泻不当,就会犯"虚虚实实"的错误:虚证患者错用泻法,不但治疗效果差,还会因为消耗正气过多出现明显的身体疲劳,甚至出现晕倒的现象;相反地,如果患者错误的使用了补法,由于刺激量太轻不能驱邪于外,也无法取得良好的治疗效果。而上述作用的完成,都是依靠手法和技巧来实现的。

1. 补法

补法是指能够鼓舞人体正气,使低下的机能恢复旺盛的方法。补法刮拭按压力度小、速度慢、刺激时间短,顺着经络的走行进行刮拭。临床用于年老、体弱、久病、重病或体形瘦弱之虚证患者。

2. 泻法

泻法是指能疏泻病邪,使亢进的机能恢复正常的方法。泻法刮拭按压力度大、速度快、刺激时间长,逆着经络的走行进行刮拭。临床多用于年轻、形体壮实或新病、急病的患者。

3. 平补平泻

平补平泻法称平刮法,介于补法和泻法之间,比较常见的有三种:第一种为按压力大、速度慢;第二种为按压力小,速度快;第三种为按压力中等,速度适中。具体可根据患者病情和体质灵活运用。常用于正常人保健或虚实兼见证的治疗。

4. 补泻效果的决定因素

补泻效果是由机体状态、腧穴特异性、刮拭时间和刮拭手法多种因素决定的。刮拭手法只是其中之一。

①**刮拭时间**　刮拭时间的长短是非常重要的,用平补平泻的手法,长时间、大面积的刮拭,同样可以起到泻的作用。

②**机体状态**　与补泻效果有直接关系的另一重要因素是机体的功能状态。当机体正气充足时,经气易于激发,刮拭补泻调节作用明显;当机体正气不足时,经气不易激发,刮拭补泻调节作用缓慢。

③**腧穴特异性**　有些腧穴具有强壮作用,如足三里、关元等,刮拭这些腧穴可以补虚;有些腧穴具有泻实的作用,如肩井、曲池,刮拭这些腧穴可以泻实。

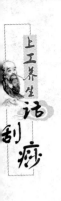

另外,中医经络理论认为"顺经气而行则补,逆经气而行则泻"。在刮痧疗法中,保健刮痧并不需要完全拘泥于这一理论,对于体质比较虚弱的患者,可以参考这一理论按经气的运行方向刮拭进行补泻。

三、刮法的选用原则

刮拭手法种类繁多,在临床的实际应用中,根据需要选择正确的刮法进行刮拭,这将直接影响到刮痧治疗疾病的效果,合理地选择适当的刮拭方法,是提高治疗效果的关键。

首先,要根据刺激部位进行选择。人的身体结构是非常复杂的,有的部分肌肉丰厚平坦,有的部分骨骼比较突出,肌肉丰厚的地方就可以选取面刮法、拨筋法等;对于骨骼较多的地方,如头部,就可以选择厉刮法;而对于筋肉的凹陷处,应当采取按揉法。如果刮法选择不当,势必会造成患者的痛苦,对机体造成损伤,同时也极大程度地影响了刮痧的治疗效果。

其次,要有机结合,灵活运用。不同的疾病、病情及刺激部位,需要选择不同的刮具,使用不同的刮法。因此,在临床实践中,不能简单的拘泥于一条或几条原则,要灵活机动的运用所掌握的知识,把刮具、刮法、病情、治疗部位四者紧密地结合起来,才能达到刮痧的治疗效果。

四、刮痧手法的练习

要提高治疗效果,必须练习刮痧手法,这是进行刮痧疗法的基本功。施术者的指力和臂力有大小不同,力度有轻重之分,即使是对症病情,如果刮拭的力量不正确,都可能达不到预期的治疗效果。所以要经常练习刮痧治疗的手法,正确运用刮摩姿势,掌握刮摩技巧。首先,我们可以选择一块棉布料做成口袋,圆柱形或是长方形、正方形均可,然后在口袋中加入大米、小米之类或细小的沙粒,最后封上口。这些做好的棉布米(沙)袋子就是练习时的操作对象。接下来再选用一块好用的、光滑的、小巧的刮痧工具如水牛角刮板等，就可以开始练习了。

具体的练习方法：左手持着米（沙）袋子，右手拿着刮板，从上到下、从内向外，按着同一个方向进行刮摩。要进行平刮、斜刮、竖刮、横刮、角刮等练习，掌握手法、手法技巧，锻炼指力和臂力。当手法练习达到一定程度时，就可以在自己身上或别人身上进行进一步的练习，在以皮肤为练习对象时有一点值得注意：不要用力太猛，以免伤及人体皮肤。注意在选取对象的时候，不要选取病情较重或者有皮肤疾病的患者，以免练习时出现偏差，造成疾病的加重。

五、刮痧的步骤和操作要领

（一）刮痧前的准备工作

1. 选择工具和介质

刮痧板的边缘应当光滑，边角圆钝，厚薄适中，选择相适应的刮法。刮痧疗法的有效程度，根本的一条在于施术者的施术力度是否渗透到位，因此选择一个便于掌握的刮板，才可以很好的实现施术者的操作意图，达到治疗的目的。目前，临床上比较常用的是水牛角刮痧板，它是选用天然水牛角为材料，对人体无毒副作用。水牛角本身就是一种中药，味辛、咸、寒，所以水牛角具有清热解毒、凉血、定惊等功效。同时，刮痧板具有多种功能：凸起的薄面可以用于人体平坦部位的治疗；凹陷的厚面具有按摩作用，适合于保健刮痧；刮板的棱角可以用于点按穴位，并且适合于人体凹陷部位以及头部的刮拭；曲线状的凹口可以用于脊柱部位的刮拭。注意水牛角刮板如果长时间置于潮湿之地或浸泡在水里或长时间暴露在干燥的空气中，均会发生裂纹，影响使用寿命，因此在刮毕洗静后应当立即擦干，最好放在塑料袋或皮套内保存。

常用的刮痧介质很多，选择合适的介质十分重要，根据病情和刮拭部位选择适宜的介质可以帮助提高疗效。临床实际操作时，可以针对具体的刮拭部位选择，如在刮拭面部时应当选取使用具有杀菌消炎、性质柔和、渗透性好、不腻不油、对皮肤有很好的保护作用的面部刮痧油、按摩精华油、调理液

二 掌握刮痧

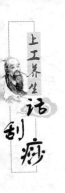

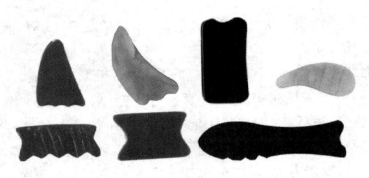

刮痧板

等作为刮痧的润滑剂;也可以具体的病情需要来选择刮痧介质,如在治疗热证的时候选取具有清热解毒作用的清解刮痧油等。这样可以提高疗效,促进疾病的痊愈。

2. 消毒

在施术之前,一定要注意做好消毒工作。这是由于人体的皮肤和刮痧所使用的工具,常常会带有各种各样的病菌。如果皮肤不净而破损,就会使病菌侵袭人体为害,致使疾病的发生。所以,在实施刮痧治疗的时候,一定要注意刮痧板和患者皮肤的消毒。

一般使用 75％ 的酒精浸泡过的医用棉球,在需要刮拭的部位以及刮痧用具上进行消毒,保持皮肤和刮具的洁净。另外,如果使用过的工具暂时不用,用干净的医疗纱布包好,搁置在一个稳妥的地方,待到使用时再用 75％ 的酒精进行消毒;使用完后,同样要以酒精涂擦一遍,用纱布包好放起来,以备下次继续使用。除了使用酒精对刮具进行消毒外,还可以使用 1∶1000 的苯扎溴铵溶液进行消毒。施术者要保持双手的清洁,可于施术前用 75％ 的酒精涂擦双手。另外,刮痧过程中所使用的介质,也一定要经过严格的科学鉴定,方可使用。

3. 使受术者放松并选取体位

施术前应当先嘱受术者休息数分钟,以消除紧张情绪与疲劳,松弛肌肤,适应环境,以利操作。对于初诊的人,还应当先介绍刮痧的一般常识。对于精神紧张、对疼痛敏感的受术者,更应做好解释安抚工作,以取得积极配合。然后根据治疗方案,确定治疗部位,选择舒适的体位。

4. 辨证施术,选择穴位

在治疗前,首先应确定疾病的病位,判断病变的脏腑,根据疾病的病因、病位、病性以及病情标本缓急选经配穴。由于病情是千变万化的,病情有轻有重,病性有寒有热、有虚有实,所以首先要分清疾病的虚实寒热、轻重缓急,根据疾病的具体情况辨证施术,选择合适的穴位、部位(由点到线再到面,或是由面到线再到点)、方法(平刮法、斜刮法、横刮法、竖刮法和边角刮法等)、力度、次数、时间等。也应当注意体质因素的影响,根据体质的弱点,有重点的刮拭相关经穴,这样会弥补和纠正体质的弱点,使治疗更具针对性,更好地发挥刮痧的作用,提高治疗效果。

选穴正确与否是决定疗效好坏的关键因素之一,如果选穴(或部位)不正确,不但达不到相应的治疗作用,反而有可能增加患者的痛苦。不过因为刮痧作用面积较大,在确定穴位具体位置的时候,并不像针灸疗法那样严格,因此在定位的时候要本着"宁失其穴,勿失其经"的原则。选经配穴,除了要强调针对性,还应当注意少而精。如果病情较复杂,可采取急则治其标、缓则治其本的方法。每一次治疗,解决一个关键问题。因为多部位、长时间的治疗势必会耗伤人体正气,影响疗效。

(二)患者的体位

在进行刮痧治疗的时候,刮摩不同的部位要有不同的体位姿势,只有这样,才能产生很好的治疗效果。常见的体位姿势有坐位、卧位、俯位、仰位、侧位、屈曲位等。另外,还有一些经穴的部位和一些特殊的刮摩部位,必须通过局部的运动,以及一定的姿势,运用不同体位方式,如转手式、聚臂式等。总之,以患部向上或是向侧方,易于刮摩为原则。临床上有以下几种比较常见的体位。

1.卧位

仰卧位,用于取穴和刮拭头部、胸部、腹部和上肢内侧、前侧,下肢前侧及外侧等部位或穴位。

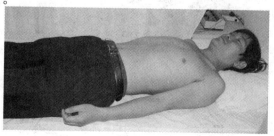

仰卧位

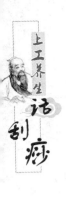

俯卧位,用于取穴和刮拭背部、腰骶部和下肢后面以及足底部等部位或穴位。

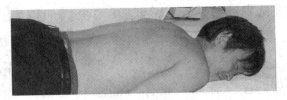

俯卧位

侧卧位,用于取穴和刮拭一侧的面部、肩胛部、四肢的外侧部和章门、环跳、日月等人体侧面的穴位。

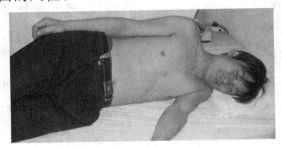

侧卧位

2. 坐位

正坐位,用于取穴和刮拭胸部、肋间的前面、腹部的外侧等部位或穴位。

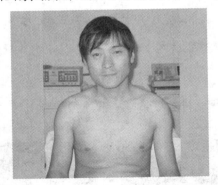

正坐位

仰靠坐位,用于取穴和刮拭头面部、颈前的部位或穴位。

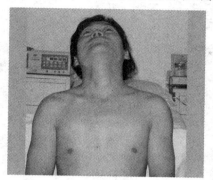

仰靠坐位

俯伏坐位,用于取穴和刮拭脊柱两侧、头颈的后面、肩胛部、背部、腰骶部以及臀部等部位或穴位,同时也是进行脊柱两侧检查的体位。

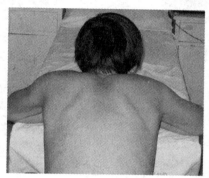

俯伏坐位

侧伏坐位,用于取穴和刮拭肩颈部一侧,背部、四肢的外侧等部位或穴位。

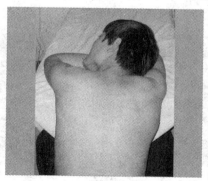

侧伏坐位

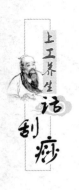

屈肘仰掌坐位,用于取穴和刮拭上肢手掌面等部位或穴位。

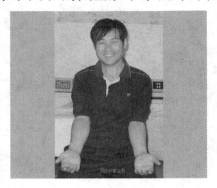

屈肘仰掌

屈肘俯掌坐位,用于取穴和刮拭上肢外侧面、手掌背面、胸部、头、面、颈项部等部位或穴位。

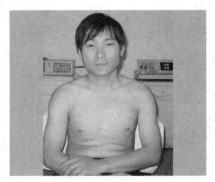

屈肘俯掌坐位

屈肘拱手坐位:用于取穴和刮拭上肢外侧面、肩部、胸部、头、面、颈项部等部位或穴位。

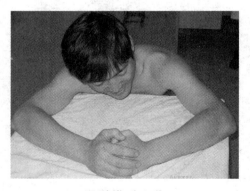

屈肘拱手坐位

3. 站立位

较少用,一般用于腹部。

注意:在进行刮拭时,除了要求受术者保持一定的体位姿势以外,总的原则是随其自然舒适,以受术者病情和自身感觉为依据,在刮摩过程中还要不断更换体位姿势,以免受术者因为长时间保持一种姿势而产生疲劳,不利于正常的治疗。

(三)刮痧的具体方法

在进行完刮拭前的准备工作之后,具体操作方法:在需要进行刮拭的部位涂抹一些具有药物作用的润滑剂或是润肤剂之类(如果没有条件,也可以使用消毒过的清水或是过滤清洁的香油、菜油),使受术者的皮肤表面光滑滋润,再用消毒过的刮痧板,在涂抹的皮肤上,以 45°的倾斜角度,平面朝下或朝外,沿着一定的方向进行刮摩,一般是由上而下、由内及外,依照次序进行刮拭,切不可以逆向进行刮拭。在一些骨骼、关节、肘窝、腿弯等部位上,可以采用棱角刮摩方式,注意用力要均匀、适中,始终如一,不可时而用力过猛又时而用力过轻。刮到皮肤发红充血,出现紫红色的斑点、斑块时,就可以换一个部位再刮,每一个部位需要的时间一般是 3～5 分钟,次数 20～30 下左右。在刮摩的过程中,要不断询问受术者的反应情况:有无疼痛、心中有无烦闷、有无吐泻等感觉,以及脉搏跳动的情况。根据受术者的反应来调节刮摩的轻重快慢。

(四)刮摩后的工作

刮痧结束后,先让受术者适当休息片刻,并可适当饮用温开水、姜汤或清凉茶。将刮拭部位的刮痧介质清洁干净,防止沾染衣服,同时,将刮痧板清洁干净,可在刮拭完毕后用肥皂水将其洗净擦干或以酒精擦拭来消毒。对受术者讲解清楚在刮痧结束后需要注意的问题,如刮后 1～3 小时内不能用冷水洗脸及手足,切忌烦躁郁怒,饮食上要注意禁生冷、油腻、酸辣以及难以消化的食物等。

(五)刮痧后的反应

由于病情的不同,刮痧治疗的局部可以出现不同颜色、不同形态的痧。

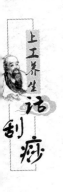

皮肤表面的痧有鲜红色、暗红色、紫色及青黑色。痧的形态有散在的、密集的或斑块状的,湿邪重者皮肤表面可以看到水疱样痧。皮肤下面深层组织的痧多为大小不一的包块或结节,其表面的皮肤隐约可见青紫色。在治疗的同时,肌肤表面可有发热的感觉。

刮痧治疗半个小时左右,皮肤表面的痧逐渐融合成片,深层的包块样痧逐渐消失,并逐渐由深部向体表扩散,而深部结节状痧消退比较缓慢。不论是哪一种痧,在刮拭 12 个小时之后,皮肤的颜色均呈青紫色或青黑色。

刮痧后 24～48 小时内,出痧表面的皮肤在触摸时有疼痛感,出痧严重者局部皮肤会微微发热。如果刮拭的手法过重或刮拭时间过长,体质虚弱者会出现短时间的疲劳反应,严重者会在 24 小时内出现低热,休息后即可恢复。

刮出的痧一般 5～7 天即可消退。痧消退的时间与出痧的部位、痧的颜色和深浅(即疾病的病位、病性)有密切关系,胸背部、上肢、皮肤表面、颜色比较浅的痧消退较快,下肢部、腹部、颜色深的痧以及皮肤深部的痧消退比较缓慢。阴经所出的痧一般较阳经消失缓慢。消退缓慢的一般会延迟 2 周左右。

(六)刮痧时间与疗程

刮治一个部位不超过 10 分钟,以出痧为度;刮治一种疾病一般应在 15～20 分钟内结束,原则上一次只治疗一种疾病,下一次刮痧应在 5～7 天后,以痧痕褪尽为标准,同一部位刮痧如果已满 7 天但痧未净,不可刮,不要带痧刮痧。新病、急病 2～3 次为 1 个疗程,久病、慢性病 4～5 次为 1 个疗程。每个疗程中间可以休息 10 天。初次刮痧者时间要控制在 20 分钟结束,否则有可能会产生严重的疲软反应。在 5～7 天内急待治疗者可辨证刮治其他相应穴区,如治疗与其相互为表里的经脉或选用头、四肢微针穴区,每日 1 次或隔日 1 次刮治。

六、刮痧治疗常用穴(部)位的选取和顺序

刮痧治疗取效的关键在于选取进行刮拭的部位以及穴位是否合理恰当,选择合适的部位或穴位可以收到事半功倍的效果。临床选择穴位或部位的

时候要在中医基本理论的指导下,根据经脉的循行分布、交叉交会和腧穴的分布、功能特异性,结合疾病涉及的脏腑、病情的标本缓急进行严密的组合。做到配穴精炼、酌情加减、灵活多变。从临床的实际情况出发,择优选取一个部位或是多个部位组成配方。

(一)病灶及症状反应局部

即在疼痛的部位,或者是表现出不舒适症状的局部以及临近的部位选取刮痧刺激的部位以及穴位,临床上经常用于治疗病变部位比较明确、比较局限的病证以及某些器质性病变。尤其是那些对刮痧反应不是十分敏感的患者,从加强局部的刺激作用来看,更加适宜。例如,鼻病可以选取面部鼻旁的迎香、素髎等穴位进行刮拭;偏头痛选取头部两侧,重点刮拭太阳、头维等处。这是因为腧穴对于所在部位的局部和临近部位的病证具有治疗作用,正所谓"腧穴所在,主治所及"。通过对局部腧穴的刮拭,可以疏通这些病变部位的经脉,行气止痛,活血化瘀。在临床实际应用中,各种关节痛、痿证以及扭伤、皮肤病证、腱鞘囊肿、甲状腺肿大等疾病在局部进行刮拭,均可收到比较理想的治疗效果。

(二)病理反应点

在人体上可以找到疾病的病理反应点,也就是阳性反应物(多在脊背部)。根据祖国医学中的经络学说可以知道,足太阳膀胱经循行于脊柱两侧,五脏六腑的俞穴均在背部的膀胱经上,如果五脏六腑发生疾病,就会在脊柱两侧发现阳性反应物。另外,《内经》中也有"病之于内,必形诸于外"的记载。临床上也证实,五脏六腑有病,在一定的俞穴上出现阳性反应物,可以作为某些疾病的特异性体征,可以作为治疗中的有效部位来选取。通过对这些部位进行适当的刺激,可以非常有效的调理经脉、脏腑,达到治疗疾病的目的。

在临床中可以结合腰背部检查的阳性所得来选择治疗部位,一般按着先上后下、先中间后两边、先左后右的顺序仔细观察腰背部皮肤有无色泽变化,有无皮肤潮红,有无皮损、脱屑、瘀点、疹点及有无突起凹陷等。再分别对督脉,夹脊穴,膀胱经第一、二侧线进行切诊,用循摸、触压的办法以发现有无压痛、结节,同时感知肌肉的紧张度、皮肤的湿度、温度的变化,以及在按压时,受术者有无酸、麻、胀等敏感反应。若发现阳性反应物即可作为施术部位之

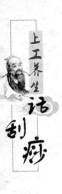

一。不同部位的阳性反应物所反映的疾病部位是不同的,因此在治疗中,不同部位大的刮拭也具有不同的治疗作用,如肩背区(约从第7颈椎棘突下到第7胸椎棘突下的肩背部区域)多用于治疗头面部病症,心、肺、胸背部病症,上肢疼痛、麻木及运动功能障碍等;背腰区(约从第7胸椎棘突下到第1腰椎棘突下的背腰部区域)多用于治疗肝、胆、脾、胃、大小肠、三焦及有关组织器官的病症和上腹部、背腰部的病症;腰骶区(约从第1腰椎棘突下到长强穴的腰骶部区域)多用于治疗肝、肾、膀胱、大小肠及有关组织器官的病症,并可用于强身保健。

(三)根据经络循行远端取穴

循经远取是指在距离病变部位比较远的部位或穴位进行刮拭治疗。这种方法紧密结合了经络的循行,充分体现了"经脉所通,主治所及"的治疗规律,特别适用于在肘膝关节以下取穴,因为这些经穴对相联系的脏腑有调和阴阳、疏通经脉的作用。而且,这种方法在临床实际应用中十分广泛,是被临床实践所证明了的。在具体的选穴方面,如果是脱肛,可以取头顶部的百会;颈项痛,取三焦经手部的中渚穴。除了在与患病脏腑相联系的经脉上取穴以外,还可以在该经脉的同名经或表里经上选取穴位或部位进行刮拭。如胃脘痛,除了选取胃经的足三里穴外,还可以选取脾经的公孙穴;腰痛,取足太阳膀胱经的委中穴和手太阳小肠经的后溪穴进行治疗。

(四)随证选取

这是一种既根据中医理论结合腧穴的功能主治,又针对全身性的某些疾病或症候取穴的一种方法。临床上有许多病症,如发热、昏迷、虚脱、癫狂、失眠、健忘、嗜睡、多梦、高血压、月经不调等属于全身性的病症,在临床上无法根据分部选取治疗部位的方法,此时,就应当根据疾病的病性进行辨证分析,将病症归属于某一经或某一脏腑,然后再按经脉进行选穴。例如,失眠若是属于心肾不交,辨证归属心、肾两经,因此就在心、肾两经上取穴进行刮拭治疗。再比如月经不调,若因肝气郁结而致者即选用肝经和任脉的穴位,若因脾气虚弱而成者辨证归属于脾经,即可在脾经和任脉选取相应的刮拭部位进行治疗。对于比较突出的个别症状,也可以根据临床经验进行选穴刮拭。例如,发热者选大椎或曲池,痰多者选丰隆或中脘,贫血者选膈俞和足三里,低血压者选素髎和内关等。这些选穴法是长期临床经验的结晶,具有非常好的治疗效果。

(五)神经特定作用点

在进行刮痧治疗时,也可以根据人体神经系统在体表投影的分布来选取一定的部位进行刮拭,这种方法通过直接刺激神经,使外界的刺激信号迅速传至大脑,在大脑的整合作用下,再传至疾病所在的部位,从而达到治疗疾病的目的。临床实践中需要应用的部位比较多,下面根据程爵堂先生的经验简要列举如下。

名称	归经	定位	主治
眼神经额支	胆经、胃经	眶上内侧眉头处	三叉神经痛、眼病
上颌神经	胆经、胃经	下颌骨切迹中间	三叉神经痛、颞颌关节病、咀嚼肌病、牙痛
下颌神经	大肠经、胃经	口角下方1横指处	偏头痛、神经性耳鸣、耳聋、压痛
面神经	三焦、胃、大肠经	耳后乳突前下缘	面瘫、神经性耳鸣、耳聋、味觉异常、面肌痉挛
舌下神经	大肠经、胃经	下颌角与舌骨大角连接处	舌肌麻痹、喉痛、失语
副神经	大肠经、胃经	斜方肌前缘中、下1/3处	斜颈、肩周炎、颈椎病、颈肩综合征
枕大神经	膀胱经	第2颈椎两侧	眼病、后头痛、发热、脑炎后遗症
耳大神经	大肠经、小肠经、三焦经	下颏角后缘一横指处	失眠、耳鸣、耳聋、神经衰弱
颈丛神经	胆经、胃经、大肠经	胸锁乳突肌后缘中点	颈痛、咳嗽、气喘、呃逆
枕小神经	大肠经、胆经、胃经	枕外粗隆与乳突后缘连线中点	后头痛、精神病、失眠、原发性高血压
颈皮神经	大肠经、小肠经、三焦经	胸锁乳突肌后缘中点下1厘米处	咳嗽、支气管哮喘、嘶哑
锁骨上神经	胃经	锁骨内、中、外上缘约1厘米处各取一点	颈痛、胸壁上部颌肩上部病痛
膈神经	大肠经、胃经	胸锁乳突肌中点至锁骨的垂线上	膈肌痉挛、肝区疼痛、咳嗽、呼吸困难、颈肩痛
臂丛神经	大肠经、胃经	锁骨中点上1厘米处	上肢痛、瘫痪、肩病
桡神经	大肠经	肱骨外上髁下3厘米处	桡神经支配部位疾病

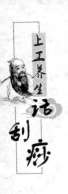

名称	归经	定位	主治
尺神经	心经	内上髁与鹰嘴的连线	尺神经支配部位疾病，心脏病
正中神经	心包经	肘横纹中内 1/3 与腕横纹中点的连线处	正中神经麻痹无力、猿掌手、心神病等
肌皮神经	肺经	三角肌抵止点处	肌皮神经痛、肘部病、呼吸系统疾病
腋神经	小肠经	肩胛冈与三角肌抵止点连线中点	腋神经麻痹、肩周炎、屈肘无力
腰丛神经	膀胱经	第 1、2 腰椎横突末端的连线中点	局部病变，消化、泌尿、生殖系统疾病
骶丛神经	膀胱经	髂后上棘外下约 2～3 厘米处	局部病变、泌尿、生殖系统疾病和坐骨神经痛
股神经	胃经、膀胱经	腹股沟韧带中点后方外侧 1 厘米处	大腿前痛、屈髋和伸膝障碍
闭孔神经	脾经	耻骨结节下 2 厘米处	大腿内收肌瘫痪、大腿内侧皮肤麻木、外阴病和疝气
股外侧皮神经	胃经、胆经	髂前上棘下内约 2 厘米处	股外侧皮神经炎
腓总神经	胆经	腓骨小头后下方	腓总神经痛、瘫痪、腰腿痛、食欲不振
胫神经	膀胱经	腘窝正中；内踝与跟腱连线中点	小腿后群肌萎缩、胫神经瘫、腰腿痛
股后皮神经	膀胱经	臀位中点至腘窝中点的连线处	股后局部病、坐骨神经痛、下肢瘫痪

第三章　刮痧疗法的适应证和禁忌证

一、刮痧疗法的适应证

刮痧疗法不仅适用于痧症,还可以广泛应用于内科、儿科、妇科、外科、皮肤科、五官科等临床各科常见疾病和部分疑难杂症的治疗,收到较好的疗效。

1. 内科病症

感受外邪引起的感冒发热、头痛、咳嗽、呕吐、腹泻等,还包括:上呼吸道感染、支气管炎、支气管哮喘、肺炎、肺结核、肺气肿、头痛、偏头痛、胃脘痛、反胃、腹痛、高热、腰痛、便秘、眩晕、细菌性痢疾、结肠炎、失眠、胸膜炎、急性胃肠炎、消化性溃疡、肾炎、风湿性关节炎、类风湿性关节炎、肩周炎、慢性肝炎、高血压病、冠状动脉粥样硬化性心脏病、风湿性心脏病、肺心病、各种类型的心律失常、坐骨神经痛、肋间神经痛、急性阑尾炎、健忘、心悸、癫痫、胆绞痛、泌尿系结石、急性胰腺炎、前列腺炎、遗精、阳痿、早泄、男性不育症、膈肌痉挛、胃下垂、饮证、无脉证、郁证、肠梗阻、糖尿病、甲状腺功能亢进、肥胖、面神经麻痹、神经衰弱、贫血、中暑、白细胞减少症等。

2. 外科病症

以疼痛为主要症状的各种外科疾病均在刮痧的适应证之列,包括急性扭伤、落枕、颈椎病、腰椎间盘突出症、腰椎管狭窄症、腰肌劳损、腰腿痛、颈肩纤维痛、股外侧皮神经炎、肋软骨炎、骨质增生症、足跟痛、跟骨骨刺、软组织损伤、脉管炎、毛囊炎、股骨头坏死、痔疮。

3. 妇科病症

月经不调、崩漏、痛经、闭经、带下病、妊娠恶阻、产后缺乳、产后腹痛、产后大便困难、产后发热、更年期综合征、盆腔炎、乳腺增生症、乳腺炎、人工流产综合征、子宫脱垂、外阴瘙痒、不孕症等。

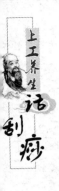

4. 儿科病症

小儿发热、呕吐、泄泻、厌食、夜啼、疳积、百日咳、支气管炎、小儿遗尿、惊风、消化不良、营养不良、腮腺炎等。

5. 皮肤科病症

湿疹、丹毒、带状疱疹、过敏性皮炎、神经性皮炎、荨麻疹、寻常性鱼鳞病、硬皮病、皮肤瘙痒症、雀斑、黄褐斑等。

6. 五官科病症

睑腺炎、睑缘炎、沙眼、结膜炎、目痒、目翳、远视、近视、视神经萎缩、鼻塞、鼻出血、鼻炎、鼻窦炎、慢性咽炎、扁桃体炎、喉暗、口疮、牙痛等。

7. 其他病症

可以用于养颜美容、减肥保健等。刮痧可以使皮肤的新陈代谢加强,皮肤中的细胞得到充分的营养和氧气,毛孔的自然收缩变小,皱纹消除或减少。妇女产后的妊娠纹,一般刮治2～3个月即可消除。

二、刮痧疗法的禁忌证及注意事项

任何一种治疗方法都不是万能的,同样,刮痧疗法也不可能包治百病。在其适应证中,有些可以单独使用刮痧疗法;有些可以以刮痧疗法为主,同时配合其他疗法;有些病证,刮痧疗法只是起辅助治疗作用。在刮痧治疗无效时,应该换用其他方法进行治疗。由于刮痧疗法治疗时是在皮肤表面进行的,并且需要有一定的按压力作用于皮肤,因此,对于某些疾病要慎用或禁用。

(1)患有出血倾向疾病(例如血友病、血小板减少症、白血病、血小板减少性紫癜等)的患者,不宜刮痧,尤其禁刺血刮痧;凡危重病症,如急性传染病、重症心脏病等,在有可能时应立即送医院观察治疗,在确定无条件的情况下,可以使用本疗法进行急救,以争取更多的时间和治疗机会。

(2)皮肤肿瘤或皮下不明包块者,局部忌刮;肚脐禁刮;有接触性传染病(如癣疥类)者,以及皮肤溃烂或严重过敏者禁用;新鲜骨折部位、瘢痕部位、恶性肿瘤局部、静脉曲张部位、体表大血管处,禁止刮痧;对有皮肤过敏史的患者,不宜使用其过敏物为刮痧工具或刮痧介质。

(3)急性骨关节软组织损伤 24 小时内,局部禁忌刮痧;重度水肿者或关节肿胀者忌用刮痧;空腹或饭后半小时以内,腹部禁刮。

(4)妇女月经期下腹部慎用,妊娠妇女的腹部、腰骶部、乳房部禁用。孕妇、妇女经期禁刮三阴交、合谷、足三里等穴位。

(5)年老体弱、空腹以及女性患者的面部,均忌用大力、忌用大面积的刨刮(重刮),6 岁以下儿童、70 岁以上老人忌用重手法。

(6)醉酒、过饱、过饥、过劳、大渴、大汗、大出血者禁用;精神高度紧张、急躁或抽搐不合作者、对刮痧极度恐惧或过敏者,忌用刮痧。

另外特殊部位如眼、耳、乳头、前后阴、心脏搏动处、大血管通过的部位、骨骼凸凹不平的部位、毛发过多的部位等,均不宜用刮痧疗法。

三、注意事项

刮痧疗法的适用范围是十分广泛的,凡是针灸、按摩疗法适用的病证均可用本疗法进行治疗。然而刮痧疗法并非百无禁忌,如中度及严重心脏病、血友病、全身浮肿、皮肤病或局部皮损患者,不可随便使用,在使用刮痧疗法的时候,需要注意的事项有以下几点。

1. 保证刮痧环境

刮痧应在室内进行,做到避风保温。夏季避免空调、风扇直吹,冬季做好室内保暖,避免感受风寒。要充分暴露患者需要刮治的部位并清洁皮肤,同时,一定要注意刮具的清洁、消毒,防止出现交叉感染,施术者的双手也一定要保持清洁干净。

2. 选择合适工具、介质与体位

刮痧板的形状不同,应针对具体的刮拭部位选择相适应的刮痧板。为避免交叉感染,最好固定专人专板使用。常用的刮痧介质很多,可以针对具体的刮拭部位、病情需要选择合适的介质。无论选取何种介质,都以患者不过敏为首要条件。

体位选择总的原则是随其自然而舒适,以患部向上或是向侧方,便于操

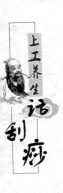

作为原则。注意初次及年老体弱者一般采用卧位（具体选择方法见第二章"患者的体位"介绍）。

3. 注意观察患者局部和全身反应

对于初次刮痧的患者,应当先向患者介绍刮痧的一般常识。在刮痧的过程中要不断询问患者的反应情况,根据反应来调节刮痧的轻重快慢。如果患者感觉紧、灼痛、难受,或此处不舒适,应该立刻停止,而另外选择附近肌肉较厚地方再重新进行刮拭。刮治时,应刮部位的皮肤要保持一定的滑度,边刮边蘸介质,切忌干刮。如果患者不能忍受且有明显疼痛感觉时,可以将手法放轻些,而适当增加刮拭次数,同样可以达到治疗的目的。婴儿和老年人刮拭用力也应当轻柔、均匀。

4. 治疗后的注意事项

刮痧结束后,应让患者适当休息片刻,并可适当饮用温开水、姜汤或清凉茶。将刮拭部位的刮痧介质清洁干净,防止沾染衣服,并对病人讲解清楚在刮痧结束后需要注意的问题,如刮痧结束后1～3小时内不能用冷水洗脸及手足,切忌烦躁郁怒,饮食上要注意禁生冷、油腻、酸辣以及难以消化的食物等。

5. 保健刮痧注意事项

保健刮痧不必抹油,不必刮出痧来,只要从头到脚每个部位、每条经脉都按顺序柔和地刮拭数次,每天3～10分钟,但在刮拭部位不宜出现痧痕。冬天时也可在衣裤上进行刮拭,同样可以达到疏筋活血、祛病健身的目的。长此以往,自然就达到强身健体、延年益寿的功效。

第四章　刮痧疗法的运用原则

(一)统治与分治相结合

在经穴刮痧疗法中要强调统治与分治相结合。统治,指对任何病证实施刮痧疗法时均首先刮拭其项背部之大椎、大杼、魄户、膏肓等穴。因其处于督脉和足太阳膀胱经所过之处,刮拭该处可疏通六阳经气,振奋一身之阳,推动营卫气血的环流输布,促进人体的新陈代谢,增强脏腑功能及抗病能力。而且,督脉和膀胱经都通于脑,人体经脉中的精髓物质可以通过在大椎处的交会,进一步通过督脉灌输于脑。所以,经常刮拭颈部具有滋阴潜阳、补益人体正气、防病、治病的功效。分治,即在上述基础上根据病症不同,依据辨证取穴的原则,分别刮拭患部及相关的经络穴位,以取得较好疗效。例如,失眠是临床的常见病和多发病,现代研究表明是大脑皮层兴奋与抑制失去平衡引起的一种功能性疾病。在临床治疗中,可以先选取颈项背部的穴位进行刮拭,手法不宜过重,待刮拭结束后,根据失眠的具体症状表现进行辨证,通过辨证再选取不同的部位,如心俞、肾俞、脾俞、百会、印堂等进行刮拭。其临床治疗效果要远远好于单纯根据辨证选取刮拭部位或穴位的方法。

(二)辨病与辨证相结合

辨证论治是中医学的基本特征之一,"病"和"证"是密切相关的不同概念。辨证,就是在中医学理论的指导下,对病人的各种临床资料进行分析、综合,从而对当前的病位作出判断,并概括为完整证名的诊断思维过程。辨证侧重在从疾病当前的表现中判断病变的位置与性质;辨病则有利于从疾病的全过程、疾病的整体特征上认识疾病的本质。"辨病"和"辨证"对于刮痧这种中医治疗手段来说,具有非常重要的实际应用价值。正是由于"病"与"证"对疾病本质的反映的侧重面有所不同,所以在刮痧治疗中要强调"辨证"与"辨病"相结合,二者之间是相互促进、相互为用的关系。在临床进行治疗的时

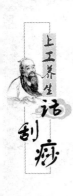

候,有时是先"辨病"后"辨证",有时是先"辨证"后"辨病"。这是因为确定了病名,便可以根据该病的一般演变规律而提示常见的证型,因而是在辨病的基础上进行辨证。当疾病的本质尚反应的不够充分时则先辨证,不仅有利于当前的治疗,并且通过对证的变化观察,有利于对疾病本质的揭示,从而确定病名。无论使用哪一种方法,都要根据临床的具体情况酌情进行选择,从而提高临床的治疗效果。只强调"辨证"而忽视"辨病",或者只根据"病"决定治法进行治疗而不根据"证"选择合适的治疗手段,都是不恰当的。在临床实践中不但不会收到良好的治疗效果,反而会因为分辨不清而使治疗效果下降,甚至会加重疾病的病情。

(三)局部与整体相结合

局部与整体相结合是运用刮痧疗法的基本原则之一。整体观是中医学理论中的重要原则之一。人体是一个有机的整体,是由各个功能、组织结构不同的部分组成的,构成人体的各个组成部分之间、各个结构部分之间在功能上是相互协调、相互为用的。在病理上,各部分之间也是相互影响的,一个功能结构发生病变,可能会影响到其他一个或多个功能结构。这种机体整体性的形成,是以五脏为中心,配以六腑,通过经络系统"内属于脏腑,外络于肢节"的作用而实现的。由于五脏对于精、气、神的主导作用,全身统一而和谐的生命活动得以顺利完成。因此,身体任何局部的病变都应当被看作是全身的,特别是五脏的病理变化。

现代刮痧法也是在中医学的这种整体观念的指导下治疗疾病的。刮痧疗法既重视局部病变和与之相接相关的脏腑经络,又不可忽视病变的脏腑、经络对其他脏腑的影响。人体是一个有机的整体,治疗局部的病变,必须从整体出发,才能采取适当的措施。如心开窍于舌,心与小肠相表里,所以可以用泻法刮拭小肠经的穴位治疗心火上炎的口舌糜烂;耳鸣、耳聋之类的耳病常被看作是肾精不足或肝胆湿热的表现,而补益肾精或清除肝胆湿热能够获得满意的疗效。因此,在刮痧治疗当中,必须摒弃针对局部病变的局部治疗,如"头痛医头,脚痛医脚"之类。既要刮拭患部的"点"、"线"、"面",又要刮拭相关的"点"、"线"、"面",将局部治疗与整体调节结合起来,才能使疗效稳定持久。如治疗寒湿腰痛,除首先刮拭大椎、大杼等穴外,再用泻法刮拭阿是穴,足太阳膀胱经的肾俞、膀胱俞、承扶、殷门、委中、合阳、承筋、飞扬等穴,并刮相应的夹脊穴和手太阳小肠经的后溪以散寒除湿,疏通经络;待腰痛好转,继续用补法刮拭督脉的命门、腰阳关、腰俞、人中和足少阳肾经的太溪穴,以补肾壮腰,巩固疗效。只有将局部与整体有机地结合起来,才能获得显著的疗效。

在刮痧治疗当中,还要考虑到自然和社会环境对人体的影响,只有这样,才能够统领全局,从一个整体的角度认识、治疗疾病,通过对局部的刮拭,调节人的整体生理活动,促使疾病痊愈。

(四) 刮拭与药物相结合

刮痧是中医治疗的方法之一,属于非药物的自然疗法,与其他药物疗法并不矛盾,不具有干扰作用,可以根据病情与药物疗法配合应用,更好的发挥其治疗、保健作用。刮拭与药物相结合包含以下两方面的内容:①刮痧与外用药结合:即将活血止痛、消炎散结的药物经过科学方法提炼,配制成辅助药液,涂敷于刮痧部位,因药物有改善血液循环、促进新陈代谢、抗炎消肿止痛的作用,这样可大大增强刮痧效果。②刮痧和内服药结合:一般在刮痧后嘱患者饮用温开水,以助机体排毒驱邪,如将内服中药与刮痧结合,以刮疗促进药疗迅速见效,以药疗助刮疗效果持久。具体说来,可以遵循以下几条原则:

(1)急性病症最好加用药物疗法。如急性传染性疾病、感染性疾病引起的发热,应当配合使用抗菌素进行治疗。急性心脑血管疾病、各种急腹症、各种急重病症,一定要采用综合疗法进行治疗,不可单纯使用一种刮痧疗法,以免贻误病情,造成严重的后果。

(2)慢性疾病或疑难杂症应当在使用药物的同时配合刮痧疗法。如先天不足、后天失调的各种慢性疾病和一些久治不愈的疑难杂症,在进行药物治疗或是饮食调理的同时,可以配合使用刮痧疗法,全方位、多角度的治疗疾病,有助于机体提高驱邪能力,从而进一步促使疾病痊愈。

(3)对于病因明确的慢性疾病或是疑难杂症,在经过刮痧取得一定治疗效果之后,可以减少某些药物的服用剂量,但是有一点必须注意,就是一定要在医生的指导下进行,尤其是减用激素类、降糖类以及强心类药物的时候,如果自行进行加减,可能会严重影响病情,不但不能促使疾病痊愈,反而有可能加重疾病,使其向着更差的方向发展。

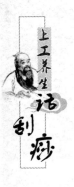

附一:刮痧疗法的中医学基础

刮痧疗法是以中医基础理论为指导的,系统了解中医相关基础知识之后,根据经络、脏腑的关系辨证选取治疗所需要的穴位,比起传统民间刮痧疗法的实际效果也会更好。

一、经络学基础知识

(一)经络系统的组成

经络系统由十二经脉、奇经八脉和十二经筋、十二经别、十二皮部,以及十五络脉和浮络、孙络等组成,如下表所示。

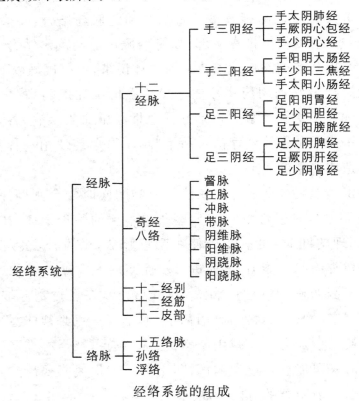

经络系统的组成

由于经络有一定的循行部位及所络属的脏腑及组织器官,故根据体表相关部位发生的病理变化,可推断疾病的经脉和病位所在。还可根据在经络循行通路上出现明显的压痛或结节、条索状等反应物,以及相应的部位皮肤色泽、形态、温度、电阻等的变化,通过望色、循经触摸反应物和按压等,可推断疾病的病理变化,进行辨证归经。在临床治疗时常根据经脉循行和主治特点采用循经取穴进行治疗。疏通经络是刮痧疗法的治疗手段和方法,因此要准确、熟练地应用刮痧疗法治疗疾病,必须熟练掌握经络的基础知识。

1. 十二经脉

十二经脉是经络系统的主体,包括手三阴经(手太阴肺经、手厥阴心包经、手少阴心经)、手三阳经(手阳明大肠经、手少阳三焦经、手太阳小肠经)、足三阳经(足阳明胃经、足少阳胆经、足太阳膀胱经)、足三阴经(足太阴脾经、足厥阴肝经、足少阴肾经),也称为"正经"。

十二经脉的体表分布规律:十二经脉在体表左右对称地分布于头面、躯干和四肢,纵贯全身。六阴经分布于四肢内侧和胸腹,六阳经分布于四肢外侧和头面、躯干。十二经脉在四肢的分布规律是:三阴经上肢分别为手太阴肺经在前、手厥阴心包经在中、手少阴心经在后,下肢分别为足太阴脾经在前、足厥阴肝经在中、足少阴肾经在后,其中足三阴经在足内踝以下为厥阴在前、太阴在中、少阴在后,至内踝8寸以上,太阴交出于厥阴之前;三阳经上肢分别为手阳明大肠经在前、手少阳三焦经在中、手太阳小肠经在后,下肢分别为足阳明胃经在前、足少阳胆经在中、足太阳膀胱经在后。十二经脉在躯干部的分布是:足少阴肾经在胸中线旁开2寸,腹中线旁开0.5寸处;足太阴脾经行于胸中线旁开6寸,腹中线旁开4寸处;足厥阴经循行规律性不强。足阳明胃经分布于胸中线旁开4寸,腹中线旁开2寸;足太阳膀胱经行于背部,分别于背正中线旁开1.5寸和3寸;足少阳胆经分布于身之侧面。

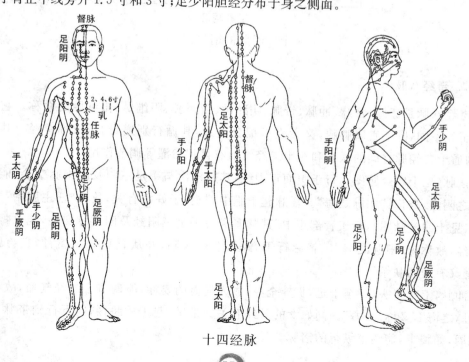

十四经脉

四 刮痧疗法的运用原则

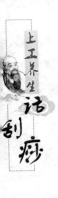

十二经脉的循行走向：手三阴经从胸走手，手三阳经从手走头，足三阳经从头走足，足三阴经从足走腹（胸）。十二经脉的交接规律：阴经与阳经（互为表里）在手足末端相交，阳经与阳经（同名经）在头面部相交，阴经与阴经在胸部相交。十二经脉的流注顺序：十二经脉的流注是从手太阴肺经开始，阴阳相贯，首尾相接，逐经相传，到肝经为止，从而构成了周而复始、如环无休的流注系统。将气血周流全身，起到濡养的作用。见下图。

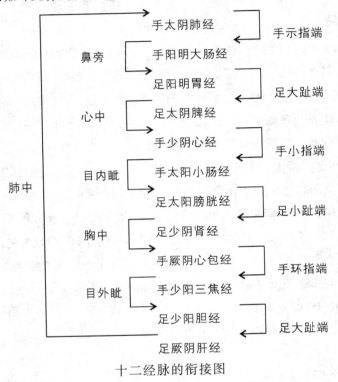

十二经脉的衔接图

2．奇经八脉

奇经八脉是任脉、督脉、冲脉、带脉、阴跷脉、阳跷脉、阴维脉、阳维脉的总称。它们与十二正经不同，既不直属脏腑，又无表里配合关系，其循行别道奇行，故称奇经。其功能有：沟通十二经脉之间的联系和对十二经气血有蓄积渗灌等调节作用。

任脉（见十四经脉图），行于腹面正中线，其脉多次与手足三阴及阴维脉交会，能总任一身之阴经，故称："阴脉之海"。任脉起于胞中，与女子妊娠有关，故有"任主胞胎"之说。

督脉（见十四经脉图），行于背部正中，其脉多次与手足三阳经及阳维脉交会，能总督一身之阳经，故称为"阳脉之海"。督脉行于脊里，上行入脑，并从脊里分出属肾，它与脑、脊髓、肾又有密切联系。

冲脉，上至于头，下至于足，贯穿全身，成为气血的要冲，能调节十二经气血，故称"十二经脉之海"，又称"血海"。同妇女的月经有关。带脉，起于季胁，斜向下行到带脉穴，绕身一周，如腰带，能约束纵行的诸脉。

阴跷脉、阳跷脉：跷，有轻健跷捷之意。有濡养眼目、司眼睑开合和下肢运动的功能。阴维脉、阳维脉：维，有维系之意。阴维脉的功能是"维络诸阴"；阳维脉的功能是"维络诸阳"。

奇经八脉的分布规律：奇经八脉的分布部位与十二经脉纵横交互，八脉中的督脉、任脉、冲脉皆起于胞中，同出于会阴，其中督脉行于背正中线；任脉行于前正中线；冲脉行于腹部会于足少阴经。奇经中的带脉横行于腰部，阳跷脉行于下肢外侧及肩、头部；阴跷脉行于下肢内侧及眼；阳维脉行于下肢外侧、肩和头项；阴维脉行于下肢内侧、腹和颈部。

3. 络脉

络脉是经脉的分支，有别络、浮络和孙络之分。别络是较大的和主要的络脉。十二经与督脉、任脉各有一支别络，再加上脾之大络，总称十五络脉，或十五别络。别络加强相为表里两经之间在体表的联系。浮络是循于人体浅表部位而常浮现的络脉，它分布在皮肤表面，主要作用是输布气血以濡养全身。孙络是细小的络脉。

十五络脉的分布规律：十二经脉的别络均从本经四肢肘膝以下的络穴分出，走向其相表里的经脉，即阴经别络于阳经，阳经别络于阴经。任脉的别络从鸠尾分出以后散布于腹部；督脉的别络从长强分出，经背部向上散布于头，左右别走足太阳经；脾之大络从在包分出以后散布于胸胁。

4. 十二经别

十二经别是十二正经离、入、出、合的别行部分，是正经别行深入体腔的支脉。十二经别都是从十二经脉的四肢部位别出，阳经经别合于本经，阴经经别合于相表里的阳经。它有三个方面的生理功能：加强了十二经脉中相为表里的两条经脉在体内的联系；别络对其他络脉有统率作用，加强了人体的内部联系；灌注气血濡养全身。

十二经别的分布规律：十二经别多从四肢肘膝关节以上的正经别出（离），经过躯干深入体腔与相关的脏腑联系（入），再浅出体表上行头项部（出），在头项部阳经经别合于本经批脉，阴经的经别合于其表里的阳经经别（合），由此将十二经别汇合成六组，称为（六合）。足太阳、足少阴经别从腘部分出，入早间肾与膀胱，上出于项，合于足太阳膀胱经；足少阳、足厥阴经别从下肢分出，行地至毛际，入早间肝胆，上系于目，合于足少阳胆经；足阳明、足太阴经别从髀部分出，入走脾胃，上出鼻頞，合于足阳明胃经；手太阳、手少阴经别从腋部分出，入走心与小肠，上出目内眦，合于手太阳小肠经；手少阳、手厥阴经别从所属正经分出，进入胸中，入走三焦，上出耳后，合于手少阳三焦经；手阳明、手太阴经别从所属正经分出，入走肺与大肠，上出缺盆，合于手阳明大肠经。

5. 十二经筋

十二经筋是十二经脉之气濡养筋肉骨节的体系，是十二经脉的外周连属部分。十二经筋的分布规律：十二经筋均起于四肢末端，上行于头面胸腹部。每遇骨节部位则结于

四刮痧疗法的运用原则

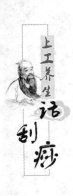

或聚于此,遇胸腹壁或入胸腹腔则散于或布于该部而成片,但与脏腑无属络关系。三阳经筋分布于项背和四肢外侧,三阴经筋分布于胸腹和四肢内侧。足三阳经筋起于足趾,循股外上行结于顺(面);足三阴经筋起于足趾,循股内上行结于阴器(腹);手三阳经筋起于手指,循臑外上行结于角(头);手三阴经筋起于手指,循臑内上行结于贲(胸)。

6. 十二皮部

十二皮部是十二经脉功能活动反映于体表的部位,也是络脉之气散布之所在。十二皮部的分布规律:以十二经脉在体表的分布范围,即十二经脉在皮肤上的分属部分为依据而划分的,将皮肤划分为十二个区域。由于十二皮部居于人体最外层,又与经络气血相通,是机体的卫外屏障,起着保卫机体、抵御外邪和反映病证的作用。也是刮痧疗法的主要作用部位,因此要掌握这一部分内容。

(二)经络的生理功能

中医把经络的生理功能称为"经气"。其生理功能主要表现为:

(1)沟通表里上下,联系脏腑器官:人体由五脏六腑、四肢百骸、五官九窍、皮肉筋骨等组成,它们各有其独特的生理功能。只有通过经络的联系作用,这些功能才能达到相互配合、相互协调,从而使人体形成一个有机的整体。

(2)通行气血,濡养脏腑组织:气血是人体生命活动的物质基础,必须通过经络才能输布周身,以温养濡润各脏腑、组织和器官,维持机体的正常生理功能。

(3)感应传导:经络有感应刺激、传导信息的作用。当人体的某一部位受到刺激时,这个刺激就可沿着经脉传入人体内有关脏腑,使其发生相应的生理或病理变化。而这些变化,又可通过经络反映于体表。

(4)调节脏腑器官的机能活动:经络能调节人体的机能活动,使之保持协调、平衡。当人体的某一脏器功能异常时,可运用针刺、刮痧等治疗方法来进一步激发经络的调节功能,从而使功能异常的脏器恢复正常。

(三)经络学说的临床应用

经络学说在临床上可以应用于解释病理变化、协助疾病诊断以及指导临床治疗三个方面。

1. 反映病理变化

经络是人体通内达外的一个联系系统,经络与疾病的发生、传变有密切的关系。经络不仅是外邪由表入里的传变途径,而且也是内脏之间、内脏与体表组织间病变相互影响的途径,具有反应证候的特点。如有些疾病的病理过程中,常可以在经络通路上出现明显的压痛,或结节、条索等反应物,以及相应的部位皮肤色泽、形态、温度等变化。通过望色、循经触摸反应物和按压等,可以推断疾病的病理情况。

2. 协助疾病诊断

由于经络有一定的循行部位和脏腑络属,可以反映所属脏腑的病证。因而在临床上,就可以将疾病所表现的症状,结合经络循行的部位及所联系的脏腑,作为临床诊断的依据。如胁痛,多病在肝胆,胁部是肝经和胆经的循行之处。近年来,人们根据经络循行通路,或经气聚集的某些穴位上出现的疼痛、结节、条索状等反应物,以及皮肤的形态、温度、电阻改变等来诊断和治疗疾病,如肺脏有病,中府穴可有压痛。

3. 指导临床治疗

经络学说早已被广泛用于指导临床各科的治疗,刮痧治病是通过刮痧板等刺激体表经络腧穴,以疏通经气,调节人体脏腑气血功能,从而达到治疗疾病的目的。腧穴的选取、刮痧方法的选用是刮痧治疗的两大关键,均依靠经络学说的指导。临床通常根据经脉循行和主治特点进行循经取穴,如"肚腹三里留,腰背委中求,头项寻列缺,面口合谷收"就是循经取穴的具体体现。由于经络、脏腑与皮部有密切联系,故经络、脏腑的疾患可以用刮痧板刮拭皮部进行治疗,如胃病可以刮拭足三里穴等。

二、腧穴学基础

(一) 基本概念

腧穴是人体脏腑经络气血输注于体表的部位,是刮痧、针灸、拔罐等施术的部位,在临床上要正确运用刮痧治疗疾病,必须掌握好主要腧穴的定位、归经、主治等基本知识。

腧穴可分为十四经穴、奇穴、阿是穴三类。

十四经穴　十四经穴为位于十二经脉和任督二脉的腧穴,简称"经穴"。经穴因其分布在十四经脉的循行线上,所以与经脉关系密切,它不仅可以反映本经经脉及其所属脏腑的病证,也可以反映本经脉所联系的其他经脉、脏腑之病证,同时又是刮痧、针灸、拔罐施治的部位,是治疗的基础。

奇穴　奇穴是指未能归属于十四经脉的腧穴,它既有特定的穴名,又有明确的位置,因有奇效而称为"奇穴",又称"经外奇穴"。这些腧穴对某些病证具有特殊的治疗作用。奇穴因其所居人体部位的不同,其分布也不尽相同。还位于经脉线外,如中泉、中魁;有些在经脉线内,如印堂、肘尖;还有穴位组合之奇穴,如四神聪、四缝、四花等穴。

阿是穴　又称压痛点。因按压痛处,病人会"啊"的一声,故名为"阿是",因为没有固定的部位,故又称"不定穴"、"天应穴"等。这一类腧穴既无具体名称,又无固定位置,而

四　刮痧疗法的运用原则

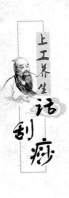

是以压痛点或其他反应点作为定穴部位。阿是穴多位于病变的附近,如果在阿是穴处进行刮痧,有时效果特别显著,在刮痧疗法中选用的频率的很高。

　　特定穴　是指十四经上具有特殊治疗作用的经穴。是临床中最常用的穴位,由于这类腧穴的分布和作用不同,因此各有特定的名称和含义。下面简要介绍一下基本概念:主要有五输穴,即手足三阴三阳经在肘膝关节以下各有五个重要经穴;俞穴是脏腑经气输注于背腰部的腧穴,募穴是脏腑经气汇聚于胸腹部的腧穴,它们均分布于躯干部,与脏腑有密切关系。原穴是脏腑原气之所过和留止的部位。十二经脉在腕、踝关节附近各有一个原穴,古名"十二原"。络脉在由经脉别出的部位各有一个腧穴,称为络穴,十二经的络穴皆位于四肢肘膝关节以下,加之任脉络穴鸠尾位于腹,督脉络穴长强位于尾骶部,脾之大络大包位于胸胁部,共十五穴,故又称"十五络穴"。郄穴是各经经气深集的部位,十二经脉及阴阳跷、阴阳维脉各有一个郄穴,共十六个郄穴,多分布于四肢肘、膝关节以下。下合穴又称六腑下合穴,是六腑经脉合于下肢三阳经的六个腧穴。下合穴主治六腑疾患卓有奇效,主要分布于下肢膝关节附近。八会穴是指脏、腑、气、血、筋、脉、骨、髓等精气所汇集的八个腧穴,分布于躯干部和四肢部。奇经八脉与十二正经脉气相通的八个腧穴称为八脉交会穴,又叫交经八会,这八个穴位主要分布于肘膝关节以下。两条或两条以上的经脉在循行过程中相互交叉会合,在会合部位的腧穴称交会穴,多分布于躯干部。这些特定穴在介绍腧穴定位时候会分别注明。

(二)腧穴的定位方法

　　在刮痧治疗过程中,治疗效果的好坏与选穴及定位是否准确有直接关系。因此,准确的掌握选取穴位方法非常重要。常用的穴位定位方法主要有骨度分寸法、体表解剖标志定位法、手指比量法、简便取穴法四种。

1. 骨度分寸法

　　骨度分寸法是以骨节为主要标志测量周身各部的大小、长短,并依其比例折算尺寸作为定穴标准的方法。常用的骨度分寸方法如下:

　　头部　前发际至后发际为 12 寸(直寸),如前后发际不明显,从眉心量至大椎穴作18 寸,眉心至前发际为 3 寸。大椎穴至后发际为 3 寸。耳后两完骨(乳突)之间为 9 寸(横寸),适用于量头部的横寸。

　　胸腹部　天突至歧骨(胸剑联合)为 9 寸(直寸),胸部与肋部取穴用直寸,一般根据肋骨计算,每一肋骨折作 1 寸 6 分,"天突"指穴名的部位,歧骨至脐中为 8 寸,脐中至横骨上廉(耻骨联合上缘)为 5 寸;两乳头之间为 8 寸(横寸),胸腹部取穴的横寸,可根据两乳头之间的距离折量。女性可用左右缺盆穴之间的宽度来代替两乳头之间的横寸。

　　背腰部　大椎以下至尾骶共 21 椎(直寸),背部腧穴根据脊椎定穴。一般临床取穴,肩胛骨下角相当第7(胸)椎,髂嵴相当第16椎(第4腰椎棘突),两肩胛骨脊柱缘之间为6寸(横寸)。

　　上肢部　　腋前纹头(腋前皱襞)至肘横纹为9寸(直寸),用于手三阴、手三阳经的骨度分寸,肘横纹至腕横纹为12寸。

　　侧胸部　　腋以下至季胁为12寸(直寸),"季胁"指第11肋端,季胁以下至髀枢9寸(直寸),"髀枢"指股骨大转子。

　　下肢部　　横骨上廉至内辅骨上廉(股骨内髁上缘)为18寸(直寸),用于足三阴经的骨度分寸,内辅骨下廉(胫骨内髁下缘)至内踝高点为13寸,髀枢至膝中19寸(直寸),用于足三阴经的骨度分寸。"膝中"的水平线,前面相当于犊鼻穴,后面相当于委中穴。臀横纹至膝中为14寸,膝中至外踝高点为16寸,外踝高点至足底为3寸。

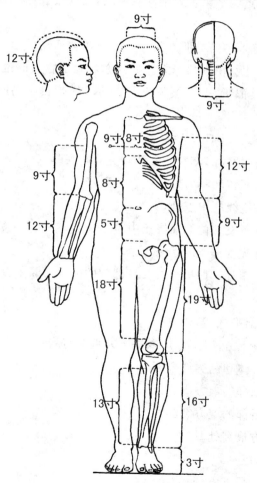

常用骨度分寸示意图

四 刮痧疗法的运用原则

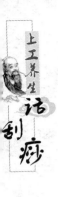

2. 体表解剖标志定位法

体表解剖标志定位法是以人体解剖学的各种体表标志为依据来确定腧穴位置的方法,俗称自然标志定位法。可分为固定的标志和活动的标志两种。

固定的标志 指各部位由骨节和肌肉所形成的突起、凹陷、五官轮廓、发际、指(趾)甲、乳头、肚脐等,是在自然姿势下可见的标志。可以借助这些标志确定腧穴的位置。如腓骨小头前下方凹陷处定阳陵泉;三角肌尖端部定臂臑;目内眦角稍上方定睛明;两眉之间定印堂;鼻尖定素髎;脐中定神阙;两乳头连线中点定膻中;耻骨联合上缘中点定曲骨;足内踝尖上 3 寸,胫骨内侧缘后方定三阴交;眉头定攒竹;脐中旁 2 寸定天枢等。此外,两肩胛冈的连线恰通过第 3 胸椎棘突,肩胛骨下角平对第 7 胸椎棘突,第 12 浮肋端约平第 2 腰椎棘突下,髂嵴高点约平第 4、5 腰椎棘突间,骶管裂孔约平臀纹头,可依此作为定背腰部腧穴的标志。

活动的标志 指各部的关节、肌肉、肌腱、皮肤随着活动而出现的空隙、凹陷、皱纹、尖端等,是在活动姿势下才会出现的标志。据此亦可确定腧穴的位置。如在耳屏与下颌关节之间微张口呈凹陷处取听宫;下颌角前上方约 1 横指当咀嚼时咬肌隆起,按之凹陷处取颊车等。

常用的体表解剖标志有以下部位:

第 7 颈椎棘突:低头,颈背部交界处椎骨有一最高突起,有的人第 1 胸椎棘突也比较高,以能随颈部左右摆动而转动者为第 7 颈椎棘突。

眉间:两眉毛内侧头连线的中点处。

前发际正中:头部有头发部位的前缘正中。

后发际正中:头部有头发部位的后缘正中。

额角:前发际额部曲角处。即头部有头发部位的前缘与鬓角直上发缘相交处。

喉结:即喉头凸起处。

瞳孔:端正坐位,向前平视,瞳孔中央。

胸骨上窝:胸骨切迹上方凹陷处,即喉头下方直下与胸骨上端相交处。

胸剑联合中点:胸骨体和剑突结合部。

髂前上棘:髂骨嵴前部的上方突起处。

髂后上棘:髂骨嵴后部的上方突起处。

髂嵴高点:髂骨上方最高处。

脐中:肚脐的正中即是。

肩胛骨下角:肩胛骨最下方处。

肩胛冈根部点:肩胛骨内侧缘近脊柱侧点。

肩峰角:肩峰外侧缘与肩胛内连续处。

腋前纹头:上臂下垂时,腋窝皱壁前端纹路消失的地方。

腋后纹头：上臂下垂时，腋窝皱壁后端纹路消失的地方。

肘横纹头：屈肘时，前臂与上臂间纹路消失的地方。

腘窝横纹：膝关节后腘窝处横纹。

臀横纹：臀与大腿的移行部。

胫骨粗隆：小腿骨上端粗隆起处。

胫骨内侧髁下缘：小腿骨上端内侧隆起的下缘。

内踝尖：内踝向内侧的凸起的最高点。

外踝尖：外踝向外侧的凸起的最高点。

3. 手指比量法

以患者手指为标准来定取穴位的方法。由于生长相关律的缘故，人类机体的各个局部间是相互关联的。由于选取的手指不同，节段亦不同，可分作以下几种。

中指同身寸法　以患者的中指中节屈曲时内侧两端纹头之间作为1寸，可用于四肢部取穴的直寸和背部取穴的横寸。

拇指同身寸法　以患者拇指指关节的横度作为1寸，亦适用于四肢部的直寸取穴。

横指同身寸法　又名"一夫法"，令患者将示指、中指、环指和小指并拢，以中指中节横纹处为准，四指横量作为3寸。

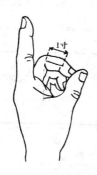
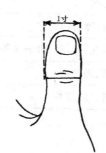
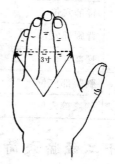

中指同身寸法　　　　拇指同身寸法　　　　横指同身寸法

4. 简便取穴法

此法是临床上一种简便易行的方法。如自然下垂双手，手中指端取风市；两手虎口自然平直交叉，在示指端到达处取列缺穴等。

（三）腧穴的主治作用

腧穴的主治作用一般分为三类：近治作用，远治作用和特殊作用。近治作用是所有腧穴主治作用中都具有的共同特点，凡是腧穴均能治疗该穴所在部位及邻近组织、器官的疾病。远治作用是十四经腧穴主治作用的基本规律，在十四经腧穴中，尤其是十二经脉在四肢肘膝关节以下的腧穴，不仅能治疗局部病证，而且能治疗本经循行所涉及的远

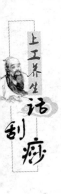

隔部位的组织、器官、脏腑的病证,甚至具有治疗全身疾患的作用。特殊作用是在大量的临床实践中取得的经验,在针刺某些腧穴,对机体的不同状态,可起着双向的良性调整作用,如泄泻时,针刺天枢能止泻;便秘时,针刺天枢又能通便。此外,腧穴的治疗作用还具有相对的特异性,如大椎退热、至阴矫正胎位等,均是其特殊的治疗作用。

现将头面、躯干部腧穴分部主治内容归纳列表如下。

	分部	主治
头面颈项部	前头、侧头区穴位	神志、眼、鼻病
	后头区穴位	神志、局部病
	项区穴位	神志、咽喉、眼、头项病
	眼区穴位	眼病
	鼻区穴位	鼻病
	颈区穴位	舌、咽喉、暗哑、哮喘、食管、颈部病
胸胁腹部	胸部穴位	胸、肺、心病
	腹部穴位	肝、胆、脾、胃病
	少腹部穴位	经、带、前阴、肾、膀胱、肠病
肩背腰部	肩胛部穴位	局部、头顶痛
	背部穴位	肺、心病
	背腰部穴位	肝、胆、脾、胃病
	腰部穴位	肾、膀胱、肠,经、带病及腰痛
腋胁侧腹部	胸胁部穴位	肝、胆、局部病
	侧腹部穴位	脾、胃、经、带病

(四)十二经腧穴简介

1. 手太阴肺经

本经共有 11 个穴位。其中 9 个穴位分布在上肢内侧面桡侧,2 个穴位在前胸上部,依次为中府(肺募)、云门、天府、侠白、尺泽(合)、孔最(郄)、列缺(络)、经渠(经)、太渊(输、原)、鱼际(荥)、少商(井)。本经腧穴主治呼吸系统和本经脉所经过部位的病症。例如咳嗽、喘息、咳血、胸闷胸痛、咽喉肿痛、外感风寒及上肢内侧前缘疼痛等。

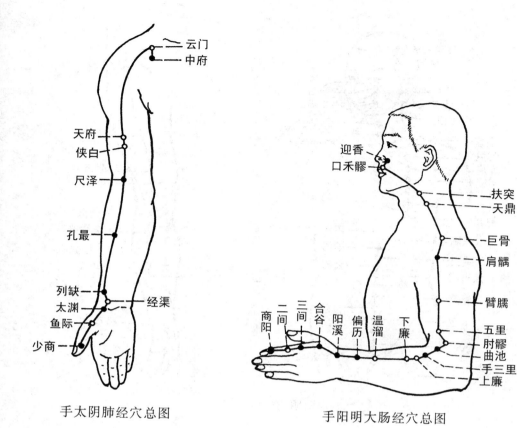

手太阴肺经穴总图　　　　　　手阳明大肠经穴总图

2. 手阳明大肠经

本经共有 20 穴。15 穴分布在上肢背面的桡侧,5 穴在颈、面部。首穴商阳,末穴迎香,依次为商阳(井)、二间(荥)、三间(输)、合谷(原)、阳溪(经)、偏历(络)、温溜、下廉、上廉、手三里、曲池(合)、肘髎、手五里、臂臑、肩髃、巨骨、天鼎、扶突、口禾髎、迎香。本经腧穴主治眼、耳、口、牙、鼻、咽喉等器官病症,胃肠等腹部疾病、热病和本经脉所经过部位的病症。例如头痛、牙痛、咽喉肿痛、各种鼻病、泄泻、便秘、痢疾、腹痛、上肢屈侧外缘疼痛等。

3. 足阳明胃经

本经共有 45 穴。15 个穴位分布在下肢的前外侧面,30 个穴位在腹、胸部和头面部。依次为承泣、四白、巨髎、地仓、大迎、颊车、下关、头维、人迎、水突、气舍、缺盆、气户、库房、屋翳、膺窗、乳中、乳根、不容、承满、梁门、关门、太乙、滑肉门、天枢、外陵、大巨、水道、归来、气冲、髀关、伏兔、阴市、梁丘、犊鼻、足三里、上巨虚、条口、下巨虚、丰隆、解溪、冲阳、陷谷、内庭、厉兑。本经腧穴可治疗胃肠等消化系统、神经系统、呼吸系统、循环系统和头、眼、鼻、口、齿等器官病症和本经脉所经过部位的病症。例如:胃痛、腹胀、呕吐、泄泻、鼻出血、牙痛、口眼㖞斜、咽喉肿痛、热病、神志病及经脉循行部位疼痛等。

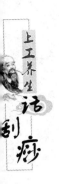

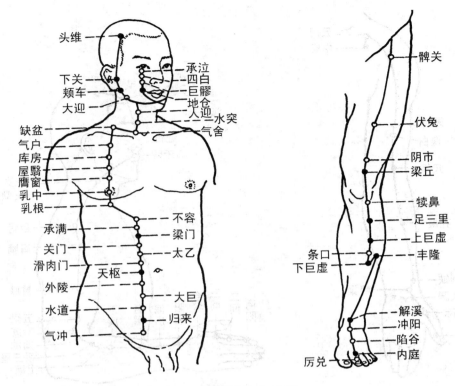

足阳明胃经穴总图

4. 足太阴脾经

本经共有 21 个穴位。11 个穴位分布在下肢内侧面,10 个穴位分布在侧胸腹部。首穴隐白,末穴大包,依次为隐白(井)、大都(荥)、太白(输、原)、公孙(络)、商丘(经)、三阴交(足三阴之会)、漏谷、地机(郄)、阴陵泉(合)、血海、箕门、冲门、府舍、腹结、大横、腹哀、食窦、天溪、胸乡、周荣、大包(脾之大络)。本经腧穴可治疗脾、胃等消化系统病症,例如胃脘痛、恶心呕吐、嗳气、腹胀、便溏、黄疸、身重无力、舌根强痛及下肢内侧肿痛、厥冷等。

5. 手少阴心经

本经共有 9 个穴位。1 个穴位在腋窝部,8 个穴位在上肢掌侧面的尺侧。依次为极泉、青灵、少海、灵道、通里、阴郄、神门、少府、少冲。本经腧穴主治胸、心、循环系统病症,神经精神系统病症以及经脉循行所过部位的病症。例如心痛、心悸、失眠、咽干、口渴、癫狂及上肢内侧后缘疼痛等。

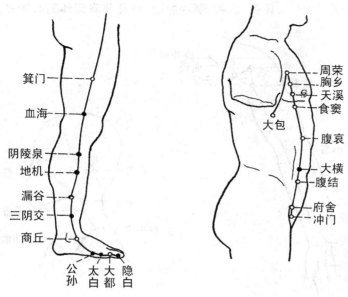

箕门
血海
阴陵泉
地机
漏谷
三阴交
商丘
公孙　太白　大都　隐白

周荣
胸乡
天溪
食窦
大包
腹哀
大横
腹结
府舍
冲门

足太阴脾经穴总图

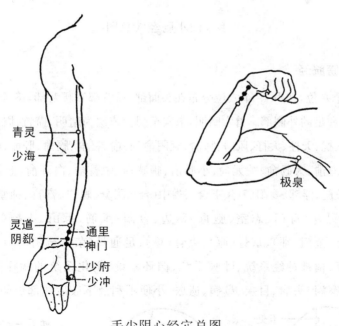

青灵
少海
极泉
灵道
阴郄
通里
神门
少府
少冲

手少阴心经穴总图

6. 手太阳小肠经

　　本经共有 19 个穴位。8 个穴位分布在上肢背面的尺侧，11 个穴位在肩、颈、面部。首穴为少泽，末穴为听宫，依次为少泽、前谷、后溪、腕骨、阳谷、养老、支正、小海、肩贞、臑腧、天宗、秉风、曲垣、肩外俞、肩中俞、天窗、天容、颧髎、听宫。本经腧穴主治腹部小肠与胸、心、咽喉病症，神经方面病症，头、颈、眼、耳病症，热病和本经脉所经过部位的病症。

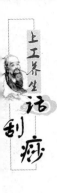

例如少腹痛、腰脊痛引睾丸、耳聋、目黄、咽喉肿痛、癫狂及肩臂外侧后缘痛。

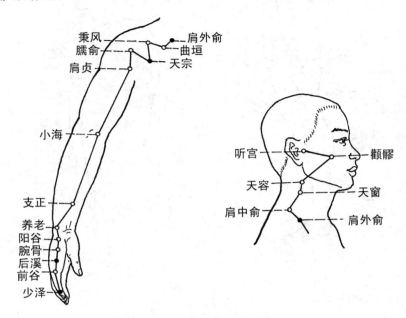

手太阳小肠经穴总图

7. 足太阳膀胱经

本经共 67 个穴位,其中 49 个穴位分布在头面部、项背部和腰背部,18 个穴位分布在下肢后面的正中线上和足的外侧部。首穴睛明,末穴至阴。依次为睛明、攒竹、眉冲、曲差、五处、承光、通天、络却、玉枕、天柱、大杼、风门、肺俞、厥阴俞、心俞、督俞、膈俞、肝俞、胆俞、脾俞、胃俞、三焦俞、肾俞、气海俞、大肠俞、关元俞、小肠俞、膀胱俞、中膂俞、白环俞、上髎、次髎、中髎、下髎、会阳、承扶、殷门、浮郄、委阳(三焦下合)、委中(合)、附分、魄户、膏肓、神堂、譩譆、膈关、魂门、阳纲、意舍、胃仓、肓门、志室、胞肓、秩边、合阳、承筋、承山、飞扬(络)、跗阳、昆仑(经)、仆参、申脉、金门(郄)、京骨(原)、束骨(输)、足通谷(荥)、至阴(井)。本经腧穴可主治泌尿生殖系统、精神神经系统、呼吸系统、循环系统、消化系统的病症及本经所过部位的病症。例如:癫痫、头痛、目疾、鼻病、遗尿、小便不利及下肢后侧部位的疼痛等症。

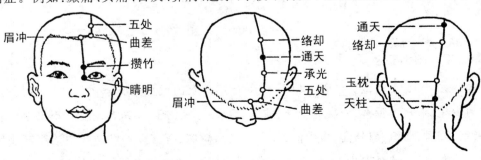

(1)

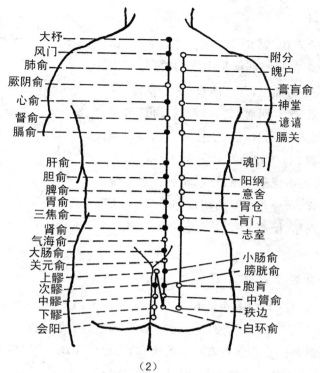

大杼
风门
肺俞
厥阴俞
心俞
督俞
膈俞
肝俞
胆俞
脾俞
胃俞
三焦俞
肾俞
气海俞
大肠俞
关元俞
上髎
次髎
中髎
下髎
会阳

附分
魄户
膏肓俞
神堂
谚谵
膈关
魂门
阳纲
意舍
胃仓
肓门
志室
小肠俞
膀胱俞
胞肓
中膂俞
秩边
白环俞

（2）

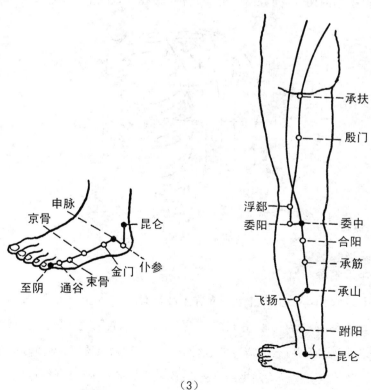

承扶
殷门
浮郄
委阳
委中
合阳
承筋
承山
飞扬
跗阳
昆仑

申脉
京骨
昆仑
金门
仆参
至阴
通谷
束骨

（3）

足太阳膀胱经穴总图

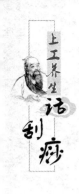

8. 足少阴肾经

本经共有 27 个穴位,其中 10 个穴位分布在下肢内侧,17 个穴位分布在胸腹部前正中线的两侧。首穴涌泉,末穴俞府,依次为涌泉(井)、然谷(荥)、太溪(输、原)、大钟(络)、水泉(郄)、照海、复溜(经)、交信、筑宾、阴谷(合)、横骨、大赫、气穴、四满、中注、肓俞、商曲、石关、阴都、腹通谷、幽门、步廊、神封、灵墟、神藏、彧中、俞府。本经腧穴可主治泌尿生殖系统、精神神经系统、呼吸系统、消化系统、循环系统等的病症和本经所过部位的病症。例如:遗精、阳痿、带下、月经不调、哮喘、泄泻及下肢内侧疼痛等症。

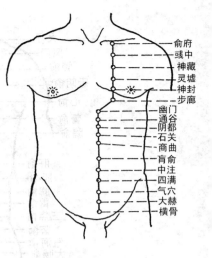

足少阴肾经穴总图

9. 手厥阴心包经

本经共有 9 个穴位,其中 8 个穴位分布在上肢掌面,1 个穴位在前胸上部。首穴天池,末穴中冲,依次为天池、天泉、曲泽(合)、郄门(郄)、间使(经)、内关(络)、大陵(输、原)、劳宫(荥)、中冲(井)。本经腧穴可主治胸部、心血管系统、精神神经系统和本经经脉所经过部位的病症。例如:心痛、心悸、心胸烦闷、癫狂、呕吐、热病、疮病及肘臂挛痛等。

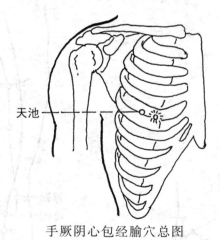

天池

手厥阴心包经腧穴总图

10. 手少阳三焦经

本经一侧有 23 穴。其中有 13 个穴分布在上肢背面,10 个穴在颈部,耳翼后缘,眉毛外端。首穴关冲,末穴丝竹空,依次为关冲(井)、液门(荥)、中渚(输)、阳池(原)、外关(络)、支沟(经)、会宗(郄)、三阳络、四渎、天井(合)、清冷渊、消泺、臑会、肩髎、天髎、天牖、翳风、瘈脉、颅息、角孙、耳门、耳和髎、丝竹空。本经腧穴主治热病、头面五官病症和本经经脉所过部位的病症。例如头痛、耳聋、耳鸣、目赤肿痛、颊肿、水肿、小便不利、遗尿以及肩臂外侧疼痛等症。

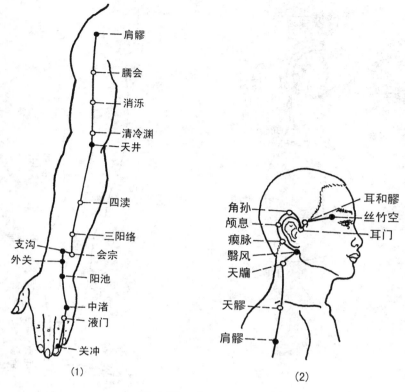

(1)

肩髎
臑会
消泺
清冷渊
天井
四渎
三阳络
支沟 会宗
外关 阳池
中渚
液门
关冲

(2)

角孙
颅息
瘛脉
翳风
天牖
天髎
肩髎

耳和髎
丝竹空
耳门

手少阳三焦经穴总图

11. 足少阳胆经

　　本经共有 44 个穴位。15 个穴位分布在下肢的外侧面,29 个穴位在臀、侧胸、侧头部。首穴瞳子髎,末穴足窍阴,依次为瞳子髎、听会、上关、颔厌、悬颅、悬厘、曲鬓、率谷、天冲、浮白、头窍阴、完骨、本神、阳白、头临泣、目窗、正营、承灵、脑空、风池、肩井、渊腋、辄筋、日月(胆募)、京门、带脉、五枢、维道、居髎、环跳、风市、中渎、膝阳关、阳陵泉(合)、阳交、外丘(郄)、光明(络)、阳辅(经)、悬钟、丘墟(原)、足临泣(输)、地五会、侠溪(荥)、足窍阴(井)。本经腧穴主治头面五官病症、神志病、热病以及本经脉所经过部位的病症。例如:口苦、目眩、头痛、颔痛、腋下肿、胸胁痛、缺盆部肿痛、下肢外侧疼痛等。

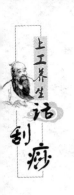

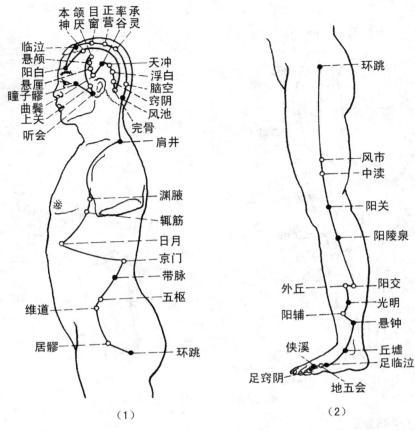

本神 颔厌 目窗 正营 率谷 承灵
临泣 悬颅 阳白 悬厘 瞳子髎 曲鬓 上关 听会
天冲 浮白 脑空 窍阴 风池 完骨 肩井
渊腋 辄筋 日月 京门 带脉 五枢 维道 居髎 环跳

环跳 风市 中渎 阳关 阳陵泉 外丘 阳交 光明 阳辅 悬钟 侠溪 丘墟 足临泣 足窍阴 地五会

（1）　　　　　　　　　（2）

足少阳胆经穴总图

12. 足厥阴肝经

本经一侧有 14 个穴位(左右两侧共 28 穴),其中 12 穴分布于腹部和胸部,12 穴在下肢部。首穴大敦,末穴期门,依次为大敦(井)、行间(荥)、太冲(输、原)、中封(经)、蠡沟(络)、中都(郄)、膝关、曲泉(合)、阴包、足五里、阴廉、急脉、章门(脾募)、期门(肝募)。本经腧穴主治肝胆病症、泌尿生殖系统、神经系统、眼科疾病和本经经脉所过部位的疾病。如:胸胁痛、少腹痛、疝气、遗尿、小便不利、遗精、月经不调、头痛目眩、下肢痹痛等症。

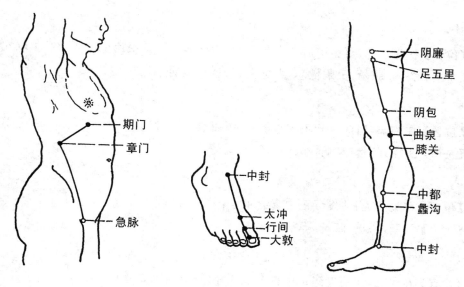

足厥阴肝经穴总图

二、刮痧疗法各部常用穴位

（一）头面部

◎ **上星**

【位置】在前头正中线，入发际1寸。

【主治】鼻炎，鼻出血，头痛，目疾。

◎ **头维**

【位置】在侧头部，额角发际上0.5寸，头正中线旁4.5寸。

【主治】偏正头痛，头晕目眩，流泪，眼睑瞤动。

◎ **神庭**

【位置】在头部，当前发际正中直上0.5寸。

【主治】前头痛，眩晕，失眠，鼻炎，癫痫，惊悸。

◎ **百会**

【位置】在头顶，前正中线上入前发际5寸，或两耳尖连线的中点处。可采用坐位或仰卧位取穴。

【主治】头痛，眩晕，高血压，脱肛等。

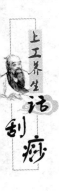

◎ 四神聪

　　【位置】在头顶部,百会前后左右各 1 寸处,共四穴。可采用坐位或仰卧位取穴。

　　【主治】头痛,眩晕,失眠健忘,大脑发育不全,癫痫。

◎ 囟会

　　【位置】在头部,当前发际正中直上 2 寸(百会前 3 寸)。

　　【主治】头痛,眩晕,鼻病,小儿惊风。

◎ 通天

　　【位置】在头部,当前发际正中直上 4 寸,旁开 1.5 寸。

　　【主治】头痛,头重,眩晕,鼻病。

◎ 前顶

　　【位置】在头部,当前发际正中直上 3.5 寸(百会前 1.5 寸)。

　　【主治】头痛,眩晕,小儿惊风,癫痫,颜面红肿。

◎ 头临泣

　　【位置】在头部,当瞳孔直上入前发际 0.5 寸,旁开 2.25 寸,神庭与头维连线的中点处。

　　【主治】头痛,目眩,流泪,鼻塞,小儿惊痫。

◎ 本神

　　【位置】在头部,当前发际正中直上 0.5 寸,头正中线旁 3 寸,神庭与头维连线当内 2/3 与外 1/3 的交点处。

　　【主治】头痛,目眩,癫痫,项强,吐涎沫。

◎ 颔厌

　　【位置】在头部鬓发上,当头维与曲鬓弧形连线当上 1/4 与下 3/4 交点处。

　　【主治】偏头痛,耳鸣,目眩,鼻炎,齿痛,癫痫,面神经麻痹。

◎ 悬颅

　　【位置】在头部鬓发上,当头维与曲鬓弧形连线的中点处。

　　【主治】偏头痛,面部浮肿,牙痛,神经衰弱。

◎ 悬厘

　　【位置】同一连线的上 3/4 与下 1/4 交点处

　　【主治】偏头痛,面肿,目外眦痛,耳鸣,上齿痛。

◎ 曲鬓

　　【位置】在头部,当耳前鬓角发际后缘的垂线与耳尖水平线交点处。

【主治】头痛,齿痛,牙关紧闭,张口困难,暴喑。

◎ 角孙

　　【位置】在头部,折耳廓向前,当耳尖直上入发际处。

　　【主治】颊肿,耳鸣,目翳。

◎ 率谷

　　【位置】在侧头部,角孙直上入发际1.5寸。

　　【主治】偏头痛,眩晕,小儿惊风。

◎ 天冲

　　【位置】耳根后缘直上入发际2寸,率谷后0.5寸。

　　【主治】头痛,齿龈肿痛,瘿气,癫痫。

◎ 浮白

　　【位置】耳后乳突后上方,天突与完骨弧形连线的上1/3与中1/3交点处。

　　【主治】头痛,颈项强痛,耳鸣,齿痛。

◎ 头窍阴

　　【位置】耳后乳突后上方,天突与完骨弧形连线的中1/3与下1/3交点处。

　　【主治】头痛,耳鸣,耳聋,颈项强痛,瘿气。

◎ 完骨

　　【位置】乳突后下方凹陷处。

　　【主治】头痛,颈项强痛,颊肿,喉痹;面神经麻痹,腮腺炎。

◎ 瞳子髎

　　【位置】外眦旁,眶外侧缘。

　　【主治】头痛,目痛,目赤,口歪;三叉神经痛,角膜炎。

◎ 上关

　　【位置】在耳前方,下关直上,当颧弓的上缘凹陷处。

　　【主治】偏头痛,上齿痛,面瘫。

◎ 下关

　　【位置】在面部耳前方,颧弓与下颌切际形成的凹陷中。

　　【主治】耳聋耳鸣,牙痛,下颌关节炎,面瘫。

◎ 阳白

　　【位置】在前额、目直视瞳孔正中直上,眉上1寸。可采用坐位或仰卧位取穴。

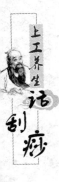

【主治】面瘫,头痛,眼睛疾患等。

◎ 丝竹空

【位置】正坐或侧伏,在面部眉梢外侧凹陷处。

【主治】目眩,目赤肿痛,眼睑眴动,偏头痛,齿痛,癫痫。

◎ 耳门

【位置】在面部,当耳屏上切迹的前方,下颌骨髁状突后缘,张口有凹陷处。

【主治】耳鸣,耳聋,聤耳,齿痛。

听宫

【位置】正坐或仰卧位,微张口,于耳屏前缘与下颌小头后缘之间凹陷处取穴。

【主治】耳鸣,耳聋,聤耳;齿痛,失音,癫狂,痫证。

◎ 听会

【位置】当耳屏间切迹的前方,下颌骨髁状突的后缘,张口有凹陷处。

【主治】耳聋,耳鸣,聤耳;齿痛,口眼㖞斜,面痛,头痛,中风。

◎ 脑户

【位置】在头部,当后发际正中直上2.5寸,风府上1寸,枕外隆凸的上缘凹陷处。

【主治】头重头痛,面赤目黄,眩晕,视神经炎。

◎ 颧髎

【位置】在面部,当目外眦直下,颧骨下缘凹陷处。

【主治】口眼㖞斜,眼睑眴动,齿痛,唇肿。

◎ 大迎

【位置】在下颌角前方,咬肌附着部当前缘,当面动脉搏动处。

【主治】牙关紧闭,齿痛,口㖞,颊肿,面肿,面痛,唇吻眴动。

◎ 颊车

【位置】在面颊部,下颌角前上方约1横指(中指),咀嚼时咬肌隆起,按之凹陷处取穴。

【主治】下牙痛,颊肿,面瘫,三叉神经痛。

◎ 攒竹

【位置】在前额,眉毛内侧端凹陷处。可采用坐位或仰卧位取穴。

【主治】头痛,近视,眼睑下垂,视物不清等眼疾、眉棱骨痛,面瘫。

◎ 迎香

【位置】在鼻翼外缘中点旁,鼻唇沟中。

【主治】各种鼻疾，面瘫，胆道蛔虫。

◎ 四白

【位置】在面部，瞳孔直下，当眶下孔凹陷中。

【主治】各种目疾，面瘫，三叉神经痛。

◎ 地仓

【位置】在面部口角外侧，上直对瞳孔。

【主治】口眼㖞斜，口角瞤动，齿痛，流泪，唇缓不收。

◎ 口禾髎

【位置】在上唇部，鼻孔外缘直下，平水沟（人中）穴。

【主治】口㖞，鼻塞不通，鼻衄。

◎ 鱼腰

【位置】额部，瞳孔直上，眉毛中凹陷处。

【主治】眼睑瞤动，眼睑下垂，眉棱骨痛。

◎ 巨髎

【位置】在面部瞳孔直下，平鼻翼下缘处，当鼻唇沟外侧。

【主治】口眼㖞斜，眼睑瞤动，鼻衄，齿痛，面痛。

◎ 水沟（人中）

【位置】在上唇的尖端，人中沟下端皮肤与口唇交界处。可采用坐位或仰卧位取穴。

【主治】昏迷，晕厥，癫狂痫，中暑，惊风，面瘫，急性腰扭伤。

◎ 承浆

【位置】在颏唇沟的正中凹陷处。可采用坐位或仰卧位取穴。

【主治】口歪，流涎，牙龈肿痛，癫狂。

◎ 太阳

【位置】在眉梢与外眼角之间，向后约 1 寸凹陷处。可采用坐位或仰卧位取穴。

【主治】头痛，偏头痛，眼疾，面瘫。

（二）颈项部

◎ 风池

【位置】在颈部，颅骨之下，胸锁乳突肌与斜方肌之间上端凹陷处，可采用坐位或俯卧位取穴。

【主治】感冒，头痛，头晕，项强颈痛，眼疾，高血压病。

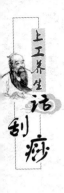

◎ 风府

　　【位置】在颈部,后发际正中直上 1 寸,两侧斜方肌之间凹陷中。可采用坐位或俯卧位取穴。

　　【主治】头痛,头晕,项强颈痛,咽喉肿痛,精神分裂症等。

◎ 哑门

　　【位置】正坐位。在项部,当后发际正中直上 0.5 寸,第 1 颈椎下。

　　【主治】舌强不语,暴喑,颈项强急,脊强反折;癫疾。

◎ 翳风

　　【位置】在耳垂后,当乳突与下颌角之间当凹陷处。

　　【主治】耳鸣,耳聋,口眼㖞斜,牙关紧闭,齿痛,颊肿。

◎ 天柱

　　【位置】在项部,大筋(斜方肌)外缘,后发际凹陷处,后发际正中旁开 1.3 寸。

　　【主治】头痛,项强,颈椎病,肩背痛,癫狂痫证。

◎ 廉泉

　　【位置】在颌下,结喉上,向舌本间。

　　【主治】喑哑,舌强,吞咽困难,流涎。

◎ 水突

　　【位置】在颈部胸锁乳突肌的前缘,当人迎与气舍连线的中点。

　　【主治】咽喉肿痛,呃逆,哮喘,咳逆上气。

◎ 气舍

　　【位置】在颈部,当锁骨内侧端的上缘,胸锁乳突肌当胸骨头与锁骨头之间。

　　【主治】咽喉肿痛,哮喘,项强。

◎ 天突

　　【位置】在颈部,前正中线上,胸骨上窝中央。可采用仰卧位取穴。

　　【主治】咳嗽,气喘,咽喉肿痛,吞咽不利,甲状腺肿。

◎ 天容

　　【位置】在颈外侧,当下颌角的后方,胸锁乳突肌前缘凹陷中。

　　【主治】耳鸣耳聋,咽喉肿痛,颈项强痛。

◎ 天窗

　　【位置】在颈外侧,胸锁乳突肌的后缘,扶突后,与喉结相平。

【主治】耳鸣耳聋,咽喉肿痛,暴喑,颈项强痛,瘾疹,癫狂。

(三)肩背部

◎ 肩髃

【位置】在肩部,三角肌上,上臂外展或向前平伸时当肩峰前下方凹陷处。可采用坐位或侧卧位取穴。

【主治】肩关节痛,肩周炎,上肢瘫痪,屈伸不利,淋巴结核等。

◎ 肩前

【位置】在肩部,正坐垂臂,当腋前皱襞顶端与肩髃穴连线的中点。

【主治】肩臂痛,臂不能举。

◎ 肩髎

【位置】在肩部,三角肌上,上臂外展或向前平伸时当肩峰后下方凹陷处。可采用坐位或侧卧位取穴。

【主治】肩关节痛,肩周炎,上臂疼痛等。

◎ 肩井

【位置】在肩上,前直乳中,当大椎与肩峰端连线当中点。

【主治】头项强痛,肩背疼痛,上肢不遂,难产,乳痈,乳汁不下,瘰疬。

◎ 肩贞

【位置】在肩关节后下方,臂内收时,腋后纹头上1寸。

【主治】肩胛痛,手臂麻痛,上肢不举,缺盆中痛。

◎ 臑俞

【位置】在肩部,当腋后纹头直上,肩胛冈下缘凹陷中。

【主治】肩臂疼痛,瘰疬。

◎ 天宗

【位置】在肩胛部,冈下窝中央凹陷处,与第4胸椎相平,采用俯卧位取穴。

【主治】肩胛疼痛,气喘,乳腺炎。

◎ 秉风

【位置】在肩胛部,冈上窝中央,天宗直上,举臂有凹陷处。

【主治】肩臂疼痛,上肢酸麻。

◎ 曲垣

【位置】在肩胛部,冈上窝内侧端,当臑俞与第2胸椎棘突连线的中点处,采用俯卧位

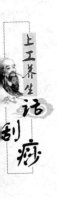

取穴。

　　【主治】肩胛疼痛,气喘,乳腺炎。

◎ 长强

　　【位置】在尾骨端下,当尾骨端与肛门连线的中点处。

　　【主治】痔疾,便血,洞泄,大小便难,阴部湿痒,尾骶骨疼痛,癫痫,痉病,腰神经痛。

◎ 腰俞

　　【位置】在骶部,当后正中线上,适对骶管裂孔。

　　【主治】月经不调,痔疾,腰脊强痛,下肢痿痹,癫痫。

◎ 腰阳关

　　【位置】在腰部,当后正中线上,第4腰椎棘突下凹陷中。

　　【主治】腰脊疼痛,下肢痿痹,月经不调,赤白带下,遗精,阳痿;便血。腰骶神经痛,坐骨神经痛,类风湿病,小儿麻痹,盆腔炎。

◎ 命门

　　【位置】在腰部,当后正中线上,第2腰椎棘突下凹陷中。

　　【主治】虚损腰痛;遗尿,尿频,泄泻,遗精,阳痿,早泄,赤白带下,月经不调,胎屡坠;汗不出,小儿发痫。胃下垂,前列腺炎,肾功能低下。

◎ 悬枢

　　【位置】在腰部,当后正中线上,第1腰椎棘突下凹陷中。

　　【主治】腰脊强痛,肠鸣腹痛,完谷不化,泄泻,腰背神经痛,胃肠神经痛,胃下垂,肠炎。

◎ 脊中

　　【位置】在背部,当后正中线上,第11胸椎棘突下凹陷中。

　　【主治】腰脊强痛,腹满,不嗜食,小儿疳积;黄疸,脱肛,癫痫,感冒,增生性脊椎炎,胃肠功能紊乱,肝炎。

◎ 中枢

　　【位置】在背部,当后正中线上,第10胸椎棘突下凹陷中。

　　【主治】腰背疼,胃痛,呕吐,腹满,食欲不振,黄疸,寒热,感冒,腰背神经痛,视神经衰弱。

◎ 筋缩

　　【位置】在背部,当后正中线上,第9胸椎棘突下凹陷中。

　　【主治】脊背强急,腰背疼痛,胃痛,癫痫,抽搐,腰背神经痛,胃痉挛,肾炎,痉病。

◎ 至阳

【位置】在背部,当后正中线上,第7胸椎棘突下凹陷中。

【主治】黄疸,胸胁胀痛,喘咳,脊强,腰背疼痛,胆囊炎,胆道蛔虫症,胃肠炎,肋间神经痛。

◎ 神道

【位置】在背部,当后正中线上,第5胸椎棘突下凹陷中。

【主治】心惊,心悸,肩背痛,咳喘;健忘,小儿风痫。增生性脊椎炎,心神经官能症,神经衰弱,疟疾,肋间神经痛。

◎ 身柱

【位置】在背部,当后正中线上,第3胸椎棘突下凹陷中。

【主治】心惊,心悸,肩背痛,咳喘;健忘,小儿风痫。增生性脊椎炎,心神经官能症,神经衰弱,疟疾,肋间神经痛。

◎ 陶道

【位置】在背部,当后正中线上,第1胸椎棘突下凹陷中。

【主治】脊项强急,头痛,热病,颈肩部肌肉痉挛,疟疾,感冒,癫病,颈椎病。

◎ 大椎

【位置】在背部,第7颈椎棘突下凹陷中。可采用坐位或俯卧位取穴。

【主治】发热,中暑,疟疾,精神分裂症,呼吸道疾病,颈背部疼痛。

(三) 上肢

◎ 天府

【位置】在上肢肘窝横纹上,肱二头肌腱桡侧缘处。可采用坐位或仰卧位取穴。

【主治】咳嗽,哮喘,咽喉肿痛,臂痛,肘关节疼痛,皮肤病等。

◎ 侠白

【位置】在上肢肘窝横纹上,肱二头肌腱桡侧缘处。可采用坐位或仰卧位取穴。

【主治】咳嗽,哮喘,咽喉肿痛,臂痛,肘关节疼痛,皮肤病等。

◎ 尺泽

【位置】在上肢肘窝横纹上,肱二头肌腱桡侧缘处。可采用坐位或仰卧位取穴。

【主治】咳嗽,哮喘,咽喉肿痛,臂痛,肘关节疼痛,皮肤病等。

◎ 孔最

【位置】在前臂内侧前缘,尺泽与太渊连线上,腕横纹上7寸。可采用坐位或仰卧位

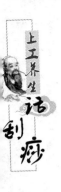

取穴。

【主治】咳嗽,气喘,咯血,咽喉肿痛,痔疮出血,肘臂挛痛。

◎ 列缺

【位置】在前臂内侧前缘,桡骨茎突上方,腕横纹上1.5寸。可采用坐位或仰卧位取穴。

【主治】慢性咽炎,咽痛咽痒,感冒咳嗽,气喘,头痛项强,面瘫。

◎ 太渊

【位置】在前臂内侧前缘,桡动脉搏动处。可采用坐位或仰卧位取穴。

【主治】咳嗽,气喘,痰多,咽喉肿痛,无脉症。

◎ 鱼际

【位置】在手拇指掌指关节后凹陷处,第1掌骨中点桡侧,赤白肉际处。

【主治】咳嗽,咽痛,感冒发热,小儿消化不良。

◎ 二间

【位置】在示指本节(第2掌指关节)前,桡侧凹陷中。

【主治】下齿痛,咽喉肿痛,口歪,目昏,鼻衄,热病。

◎ 三间

【位置】在示指本节(第2掌指关节)后,桡侧凹陷中。

【主治】目痛,齿痛,咽喉肿痛,身热,腹满,肠鸣,手背肿痛。

◎ 合谷

【位置】在手背,第1、2掌骨间,第2掌骨桡侧的中点。

【主治】头痛,目赤肿痛,齿痛,牙关紧闭,咽喉肿痛,鼻衄,口眼㖞斜,耳聋,痄腮,热病无汗,多汗,腹痛,便秘,闭经,滞产。咳嗽,臂痛,上肢不遂,疔疮,瘾疹,小儿惊风。

◎ 阳溪

【位置】在腕背横纹桡侧,手拇指向上翘时,当拇短伸肌腱与拇长伸肌腱之间的凹陷中。

【主治】头痛,目赤肿痛,齿痛,咽喉肿痛,耳鸣,耳聋,手腕痛,癫狂,痫证。

◎ 偏历

【位置】屈肘,在前臂背面桡侧,当阳溪与曲池连线上,腕横纹上3寸。

【主治】鼻衄,目赤肿痛,齿痛,咽喉肿痛,耳鸣,耳聋,口眼㖞斜,肩臂肘腕痛。水肿。

◎ 温溜

【位置】屈肘,在前臂背面桡侧,当阳溪与曲池连线上,腕横纹上5寸

【主治】头痛,面肿,口舌肿痛,咽喉肿痛,鼻衄,肩背痛,肠鸣腹痛,癫狂,吐舌,上肢不遂,臂腕痛。

◎ **手三里**

【位置】屈肘,在前臂背面桡侧,当阳溪与曲池连线上,肘横纹下 2 寸。

【主治】齿痛颊肿,失音;手臂麻痛,肘挛不伸,半身不遂,腹胀,吐泻,急性腰扭伤。

◎ **曲池**

【位置】曲肘成直角,在肘横纹纹头端。可采用坐位或侧卧位取穴。

【主治】上肢疼痛,麻木,瘫痪,关节炎,高血压,高热,过敏性疾病,皮肤病等。

◎ **肘髎**

【位置】在肘外侧,屈肘,曲池上方 1 寸,当肱骨边缘处。

【主治】肘臂酸痛,麻木,挛急,腹痛腹泻。

◎ **臂臑**

【位置】在上臂外侧,三角肌止点处,曲池与肩髃的连线上,曲池上 7 寸。可采用坐位或侧卧位取穴。

【主治】肩臂疼痛,淋巴结核,腹痛,吐泻,痢疾,高血压,癫狂,疟疾,月经不调等。

◎ **天泉**

【位置】在臂内侧,当腋前纹头下 2 寸,肱二头肌的长、短头之间。

【主治】心痛,咳嗽,胸胁胀痛,臂痛。

◎ **曲泽**

【位置】在肘横纹中,肱二头肌腱的尺侧缘。可采用坐位或仰卧位取穴。

【主治】心绞痛,心悸,胃痛,呕吐,发热。

◎ **郄门**

【位置】在前臂掌侧,曲泽与大陵的连线上,腕横纹上 5 寸,可采用坐位或仰卧位取穴。

【主治】心痛,心悸,吐血,咳血,癫痫。

◎ **间使**

【位置】在前臂掌侧,曲泽与大陵的连线上,腕横纹上 3 寸,掌长肌腱与桡侧肌腱之间,采用坐位或仰卧位取穴。

【主治】癫狂痫,疟疾,心痛心悸,胃痛呕吐。

◎ **内关**

【位置】伸臂仰掌,在前臂内侧,腕横纹上 2 寸,两筋(桡侧腕屈肌腱与掌长肌腱)之

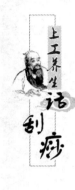

间。可采用坐位或仰卧位取穴。

【主治】心脏疾病,精神异常,胃痛,呕吐,眩晕,晕车,各种痛证等。

◎ 大陵

【位置】在腕掌横纹的中点,掌长肌腱与桡侧腕屈肌腱之间。

【主治】胸痛,心痛,咳喘,身热,癫狂,痫证,腕臂痛,半身不遂。

◎ 劳宫

【位置】在手掌中心,握拳时,中指尖处。可采用坐位或仰卧位取穴。

【主治】心绞痛,癔病,口舌生疮,口臭,手指麻木,手掌痛,手心热等。

◎ 中冲

【位置】手中指末节端中央。

【主治】心痛,心烦,舌强痛,身热无汗,中风昏迷,中暑,癫狂。

◎ 阳池

【位置】在腕背横纹上,指总伸肌腱的尺侧凹陷处。可采用坐位或仰卧位取穴。

【主治】腕关节痛,糖尿病,疟疾,目肿耳聋,咽喉肿痛。

◎ 外关

【位置】在前臂外侧,阳池与肘尖的连线上,腕背横纹上 2 寸,尺骨与桡骨之间。可采用坐位或仰卧位取穴。

【主治】热病,耳聋耳鸣,头痛,目赤肿痛,上肢痹痛,胁肋痛。

◎ 支沟

【位置】在前臂外侧,阳池于肘尖的连线上,腕背横纹上 3 寸,尺骨与桡骨之间。可采用坐位或仰卧位取穴。

【主治】耳聋耳鸣,便秘,胁肋痛,热病。

◎ 四渎

【位置】在肘尖下方 5 寸,尺、桡两骨之间。

【主治】耳聋耳鸣,齿痛,咽喉肿痛,上肢疼痛,皮肤瘙痒。

◎ 臑会

【位置】在臂外侧,肘尖与肩髎的连线上,肩髎下 3 寸,三角肌的后缘。可采用坐位或仰卧位取穴。

【主治】上肢痹痛,甲状腺肿,淋巴结核。

◎ 小海

【位置】在肘内侧,肘尖与肱骨内上髁之间凹陷处。

【主治】肘臂疼痛,耳鸣,耳聋,癫痫。

◎ 支正

　　【位置】在前臂背面尺侧,当阳谷与小海的连线上,腕背横纹上 5 寸。

　　【主治】项强,肘挛,手指痛,头痛,热病,目眩,好笑善忘,糖尿病。

◎ 养老

　　【位置】在前臂背面尺侧,当尺骨小头近端桡侧凹陷中。

　　【主治】目视不明,肩臂疼痛。

◎ 后溪

　　【位置】在手掌尺侧,微握拳,当小指掌指关节后的远端掌横纹头赤白肉际。

　　【主治】头项强,手指挛急不得屈伸,急性腰扭伤,疟疾,癫狂痫。

◎ 少海

　　【位置】在肘横纹内侧端与肱骨内上髁的连线中点。可采用坐位或仰卧位取穴。

　　【主治】肘关节痛,屈伸不利,心绞痛。

◎ 灵道

　　【位置】在前臂掌侧,当尺侧腕曲肌腱的桡侧缘,腕横纹上 1.5 寸。

　　【主治】心绞痛,心悸怔忡,暴喑,舌强不语,头昏目眩,肘臂挛痛。

◎ 通里

　　【位置】在前臂掌侧,当尺侧腕曲肌腱的桡侧缘,腕横纹上 1 寸。

　　【主治】暴喑,舌强不语,心悸怔忡,腕臂痛。

◎ 阴郄

　　【位置】在前臂掌侧,当尺侧腕曲肌腱的桡侧缘,腕横纹上 0.5 寸。

　　【主治】心痛,心悸,惊恐,吐血,衄血,失语,骨蒸盗汗。

◎ 神门

　　【位置】在腕部,腕掌侧横纹尺侧端,尺侧腕曲肌腱的桡侧凹陷处。

　　【主治】心痛,心烦,失眠,健忘,惊悸怔忡,痴呆,癫狂痫,目黄胁痛,掌中热,呕血,吐血,头痛,眩晕,失音。

◎ 落枕

　　【位置】在手背侧,第 2、3 掌骨间,指掌关节后约 0.5 寸。

　　【主治】落枕,手臂痛,胃痛。

◎ 腰痛点

　　【位置】在手背侧,当第 2、第 3 掌骨及第 4、第 5 掌骨之间,当腕横纹与掌指关节中点

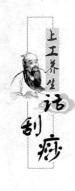

处,一侧2穴,左右共4穴。

【主治】急性腰扭伤。

◎ 中泉

【位置】在腕背横纹中,当指总伸肌腱桡侧的凹陷处。

【主治】胸闷,胃痛,吐血。

(四)胁肋部

◎ 极泉

【位置】在腋窝顶点,腋动脉搏动处。

【主治】上肢不遂,心痛,胸闷,胁肋胀痛,瘰疬,肩臂疼痛。

◎ 大包

【位置】在胸侧部,腋中线上,第6肋间隙处。可采用仰卧位取穴。

【主治】胁肋痛,四肢无力,周身疼痛。

◎ 期门

【位置】仰卧。在胸部,当乳头直下,第6肋间隙,前正中线旁开4寸。

【主治】胸胁胀痛,胸中热,呕吐,呃逆,泄泻,咳喘,奔豚,疟疾。

◎ 日月

【位置】在上腹部,乳头直下第7肋间隙,前正中线旁开4寸。可采用仰卧位取穴。

【主治】胁肋痛,黄疸,呕吐,吞酸,胆囊炎。

◎ 章门

【位置】在侧腹部,第11肋端下方。可采用仰卧位取穴。

【主治】胁痛,腹胀,腹泻,肝脾肿大。

◎ 京门

【位置】在侧腹部,第12肋端下方。可采用仰卧位取穴。

【主治】胁痛,腰痛,小便不利,肾炎,高血压。

(五)胸腹部

◎ 俞府

【位置】仰卧,在胸部,锁骨下缘,前正中线旁开2寸。

【主治】咳嗽,气喘,胸痛,呕吐,不嗜食。

◎ 彧中

　　【位置】当第 1 肋间隙,旁开正中线 2 寸。

　　【主治】咳嗽,气喘,痰壅,胸胁胀满,不嗜食。

◎ 神藏

　　【位置】当第 2 肋间隙,旁开正中线 2 寸。

　　【主治】胸痛,咳嗽,气喘,烦满,呕吐,不嗜食。

◎ 灵墟

　　【位置】当第 3 肋间隙,旁开正中线 2 寸。

　　【主治】咳嗽,气喘,胸胁胀痛,呕吐,乳痈。

◎ 神封

　　【位置】当第 4 肋间隙,前正中线旁开 2 寸。

　　【主治】胸胁支满,咳嗽,气喘,呕吐,乳痈。

◎ 步廊

　　【位置】当第 5 肋间隙,前正中线旁开 2 寸。

　　【主治】胸痛,咳嗽,气喘,呕吐,不嗜食,乳痈。

◎ 肓俞

　　【位置】脐中旁开 0.5 寸。

　　【主治】腹痛绕脐,腹胀,便秘,月经不调,疝气。

◎ 中注

　　【位置】脐中下 1 寸,前下中线旁开 0.5 寸。

　　【主治】月经不调,腰腹疼痛,便秘,泄泻,痢疾。

◎ 四满

　　【位置】脐中下 2 寸,前正中线旁开 0.5 寸。

　　【主治】月经不调,崩漏,带下,不孕,产后恶露不尽,遗精,小腹痛,水肿。

◎ 气穴

　　【位置】脐中下 3 寸,前下中线旁开 0.5 寸。

　　【主治】奔豚,月经不调,白带,小便不利,泄泻,痢疾,腰脊痛。

◎ 大赫

　　【位置】脐中下 4 寸,前下中线旁开 0.5 寸。

　　【主治】阴痛,阳痿,遗精,带下。

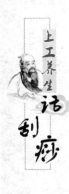

◎ 中府

【位置】正坐或仰卧,在胸前壁的外上方,云门下 1 寸,平第 1 肋间隙,距前正中线 6 寸。

【主治】咳嗽,气喘,胸痛,胸中烦满,肩背痛,咽喉痛,腹痛,呕吐,浮肿。

◎ 天池

【位置】在胸部,当第 4 肋间隙,乳头外 1 寸,前正中线旁开 5 寸。

【主治】胸胁闷痛,咳嗽,气喘,痰鸣,乳汁不下,腋肿肢痛,目视不明,心痛,瘰疬。

◎ 气户

【位置】在胸部,当锁骨中点下缘,距前正中线 4 寸。

【主治】咳逆上气,喘息,胸胁支满,呃逆。

◎ 库房

【位置】在胸部,当第 1 肋间隙,距前正中线 4 寸。

【主治】咳逆上气,吐脓血浊沫,胸胁支满。

◎ 屋翳

【位置】在胸部,当第 2 肋间隙,距前正中线 4 寸。

【主治】咳逆上气,吐脓血痰。皮肤痛不可近衣。

◎ 膺窗

【位置】在胸部,当第 3 肋间隙,距前正中线 4 寸。

【主治】胸满气短。乳痈。

◎ 乳根

【位置】在胸部,当乳头直下,乳房根部,第 5 肋间隙,距前正中线 4 寸。

【主治】咳嗽,胸闷胸痛,胁肋痛,乳痈,乳汁少,噎膈。

◎ 不容

【位置】在上腹部,当脐中上 6 寸,距前正中线 2 寸。

【主治】胃脘痛胀,不嗜食,呕吐。

◎ 承满

【位置】在上腹部,当脐中上 5 寸,距前正中线 2 寸。

【主治】腹胀肠鸣,饮食不下。

◎ 梁门

【位置】在上腹部,脐上 4 寸,距前正中线 2 寸。可采用仰卧位取穴。

【主治】胃痛,呕吐,不欲食,腹胀。

◎ 关门

　　【位置】在上腹部,当脐中上 3 寸,距前正中线 2 寸。

　　【主治】腹部胀满,不欲食,肠鸣,泻利,便秘,遗尿,身肿,腹水。

◎ 太乙

　　【位置】在上腹部,当脐中上 2 寸,距前正中线 2 寸。

　　【主治】癫狂,吐舌,心烦不宁,胃痛,消化不良。

◎ 滑肉门

　　【位置】在上腹部,当脐中上 1 寸,距前正中线 2 寸。

　　【主治】癫疾,吐舌,舌强,胃痛,呕逆,腹水,月经不调。

◎ 天枢

　　【位置】在腹部,肚脐旁开 2 寸。可采用仰卧位取穴。

　　【主治】腹痛,腹胀,腹泻,急慢性胃炎,肠炎,痢疾,便秘等。

◎ 外陵

　　【位置】在下腹部,当脐中下 1 寸,距前正中线 2 寸。

　　【主治】痛经,胃脘痛,腹中痛。

◎ 大巨

　　【位置】在下腹部,当脐中下 2 寸,距前正中线 2 寸。

　　【主治】遗精,早泄,阳痿,小便难,小腹胀满,肠疝痛,便秘。

◎ 水道

　　【位置】在下腹部,脐中下 3 寸,距前正中线 2 寸。可采用坐位或仰卧位取穴。

　　【主治】腹胀,疝气,小便不利,大便难,痛经。

◎ 归来

　　【位置】在下腹部,脐中下 4 寸,距前正中线 2 寸。可采用仰卧位取穴。

　　【主治】腹痛,疝气,月经不调,白带过多,子宫脱垂。

◎ 气冲

　　【位置】在腹股沟稍上方,当脐中下 5 寸,距前正中线 2 寸。

　　【主治】阳痿,阴茎中痛,月经不调,胎产诸疾。

◎ 璇玑

　　【位置】在胸部,当前正中线上,天突下 1 寸。

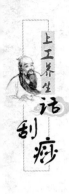

【主治】咳嗽，气喘，胸痛。

◎ 华盖

【位置】在胸部，当前正中线上，平第 2 肋间。

【主治】咳嗽，气喘，胸痛。

◎ 紫宫

【位置】在胸部，当前正中线上，平第 1 肋间。

【主治】咳嗽，气喘，胸痛。

◎ 玉堂

【位置】在胸部，当前正中线上，平第 3 肋间。

【主治】咳嗽，气喘，胸痛。

◎ 膻中

【位置】仰卧，在胸部，前正中线上，平第 4 肋间，两乳头连线的中点。

【主治】胸闷，气短，咳喘，心胸痛，心悸，心烦，噎膈，咳唾脓血；产妇乳少。

◎ 中庭

【位置】在胸部，当前正中线上，平第 5 肋间，即胸剑结合部。

【主治】胸胁胀满，心痛。

◎ 鸠尾

【位置】在上腹部，前正中线上，脐中上 4 寸。可采用仰卧位取穴。

【主治】胸痛，腹胀，癫狂痫。

◎ 巨阙

【位置】在上腹部，前正中线上，脐中上 6 寸。可采用仰卧位取穴。

【主治】胸痛，心前区痛，心悸，呕吐，癫狂痫。

◎ 上脘

【位置】在腹部，前正中线上，脐上 5 寸处。可采用仰卧位取穴。

【主治】胃痛，呕吐，呃逆，慢性胃炎，消化不良等。

◎ 中脘

【位置】在腹部，前正中线上，脐上 4 寸处。可采用仰卧位取穴。

【主治】胃痛，慢性胃炎，消化不良，胃溃疡，胃下垂，呕吐，呃逆，精神分裂症等。

◎ 下脘

【位置】在腹部，前正中线上，脐上 2 寸处。可采用仰卧位取穴。

【主治】胃痛,腹胀,呕吐,慢性胃炎,消化不良等。

◎ 水分

【位置】在上腹部,前正中线上,当脐中上 1 寸。

【主治】小便不通,水肿,泄泻。

◎ 神阙

【位置】仰卧,在腹中部,脐中央。

【主治】泄痢,绕脐腹痛,脱肛,五淋,妇人血冷不受胎,中风脱证,尸厥,角弓反张,风痫,水肿鼓胀。

◎ 阴交

【位置】在下腹部,前正中线上,当脐中下 1 寸。

【主治】腹痛,水肿,月经不调。

◎ 气海

【位置】在腹部,前正中线上,脐下 1.5 寸。可采用仰卧位取穴。

【主治】腹胀,腹痛,腹泻,气虚体弱。

◎ 关元

【位置】在腹部,前正中线上,脐下 3 寸。可采用仰卧位取穴。

【主治】腹痛,痢疾,尿路感染,月经不调,性功能障碍,强身保健(保健要穴)。

◎ 中极

【位置】在下腹部,前正中线上,脐中下 4 寸。可采用仰卧位取穴。

【主治】小便不利,遗尿,疝气,遗精阳痿,月经不调,崩漏带下。

◎ 曲骨

【位置】在下腹部,当前正中线上,耻骨联合上缘的中点处。

【主治】小便不利,遗尿,阳痿,带下。

◎ 大横

【位置】在腹中部,距脐中 4 寸。可采用仰卧位取穴。

【主治】腹痛,泄泻,便秘。

◎ 腹结

【位置】在下腹部,脐下 1.3 寸,距前正中线 4 寸。可采用仰卧位取穴。

【主治】腹痛,泄泻,便秘。

◎ 府舍

【位置】在下腹部,当脐中下 4 寸,冲门上方 0.7 寸,距前正中线 4 寸。可采用仰卧位

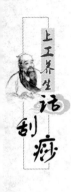

取穴。

【主治】腹痛,疝气,结聚。

◎ 冲门

【位置】在腹股沟外侧,距耻骨联合上缘中点3.5寸,当髂外动脉搏动处的外侧。可采用仰卧位取穴。

【主治】腹痛,疝气,痔疾,崩漏,带下。

◎ 带脉

【位置】在侧腹部,当第11肋骨游离端下方垂线与脐水平线的交点上。可采用仰卧位取穴。

【主治】腹痛,腰胁痛,月经不调,痛经,白带过多。

◎ 子宫

【位置】在下腹部,脐中下4寸,中极旁开3寸。可采用仰卧位取穴。

【主治】子宫脱垂,不孕,月经不调,盆腔炎。

(六) 背部

◎ 定喘

【位置】在背部,第7颈椎棘突下,旁开0.5寸。采用俯卧位取穴。

【主治】咳喘,落枕,肩背痛。

◎ 华佗夹脊

【位置】在背腰部,第1胸椎起至第5腰椎棘突下两侧,后正中线旁开0.5寸,左右各17个穴。可采用俯卧位取穴。

【主治】背腰部疼痛,五脏六腑功能失常等。

◎ 大杼

【位置】在背部,第1胸椎棘突下,旁开1.5寸。在棘突正中与肩胛内侧缘水平连线的中点处即是,采用俯卧位取穴。

【主治】项强,肩背痛,咳嗽,发热。

◎ 风门

【位置】在背部,第2胸椎棘突下,旁开1.5寸。采用俯卧位取穴。

【主治】感冒咳嗽,头痛,项强,肩背痛,发热。

◎ 肺俞

【位置】在背部,第3胸椎棘突下旁开1.5寸。可采用坐位或卧位取穴。

【主治】咳嗽,哮喘,支气管炎,肺炎,自汗,痤疮,荨麻疹,背痛等。

◎ 厥阴俞

【位置】在背部,第 4 胸椎棘突下旁开 1.5 寸。可采用俯卧位取穴。

【主治】心痛,胸闷,咳嗽。

◎ 心俞

【位置】在背部,第 5 胸椎棘突下旁开 1.5 寸。可采用俯卧位取穴。

【主治】失眠,神经衰弱,肋间神经痛,冠心病,心跳过速,精神分裂症,背痛等。

◎ 膈俞

【位置】在背部,第 7 胸椎棘突下,旁开 1.5 寸。采用俯卧位取穴。

【主治】贫血,吐血,呕吐,呃逆,气喘,盗汗。

◎ 八俞

【位置】在背部,第 8 胸椎棘突下旁开 1.5 寸。可采用俯卧位取穴(经外奇穴)。

【主治】疟疾,糖尿病,肋间神经痛,肝炎。

◎ 肝俞

【位置】在背部,第 9 胸椎棘突下旁开 1.5 寸。可采用俯卧位取穴。

【主治】黄疸,急、慢性肝炎,胆囊炎,眼病,肋间神经痛,神经衰弱,抑郁症,更年期综合征,月经不调,背腰痛等。

◎ 胆俞

【位置】在背部,第 10 胸椎棘突下,旁开 1.5 寸。采用俯卧位取穴。

【主治】黄疸,口苦,胆绞痛,胁痛,胆怯易惊。

◎ 脾俞

【位置】在背部,第 11 胸椎棘突下旁开 1.5 寸。可采用俯卧位取穴。

【主治】胃病,消化不良,神经性呕吐,肠炎,贫血,慢性出血性疾病,背腰痛等。

◎ 胃俞

【位置】在背部,第 12 胸椎棘突下,旁开 1.5 寸。采用俯卧位取穴。

【主治】胃脘痛,恶心呕吐,腹胀肠鸣,胸胁疼痛。

◎ 三焦俞

【位置】在腰部,第 1 腰椎棘突下旁开 1.5 寸。可采用俯卧位取穴。

【主治】肠鸣,腹胀,呕吐,泄泻,腰脊强痛。

◎ 肾俞

【位置】在腰部,第 2 腰椎棘突下旁开 1.5 寸。可采用俯卧位取穴。

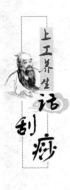

【主治】肾病,遗精,遗尿,月经不调,哮喘,耳鸣,耳聋,脱发,腰痛等。

◉ 气海俞

【位置】在腰部,第3腰椎棘突下,旁开1.5寸。采用俯卧位取穴。

【主治】腰痛,痔漏,腹胀,痛经。

◉ 大肠俞

【位置】在腰部,第4腰椎棘突下,旁开1.5寸。采用俯卧位取穴。

【主治】腰痛,腹胀,泄泻,便秘。

◉ 肩中俞

【位置】在背部,第7颈椎棘突下,旁开2寸。

【主治】项强,肩背痛,咳嗽,哮喘。

◉ 肩外俞

【位置】在背部,第1胸椎棘突下,旁开3寸。

【主治】肩背酸痛,颈项强急。

◉ 附分

【位置】在背部,第2胸椎棘突下,旁开3寸。采用俯卧位取穴。

【主治】肩背拘急、颈项强痛。

◉ 魄户

【位置】在背部,第3胸椎棘突下,旁开3寸。采用俯卧位取穴。

【主治】咳嗽,气喘,肺痨,肩背痛。

◉ 膏肓

【位置】在背部,第4胸椎棘突下,旁开3寸。采用俯卧位取穴。

【主治】咳嗽,气喘,肺痨,身体虚弱,健忘,遗精。

◉ 神堂

【位置】在背部,第5胸椎棘突下,旁开3寸。采用俯卧位取穴。

【主治】脊背强急,咳嗽,气喘,心痛悸。

◉ 膈关

【位置】在背部,第7胸椎棘突下,旁开3寸。采用俯卧位取穴。

【主治】呕吐,嗳气,食不下,胸闷,脊背强急。

◉ 魂门

【位置】在背部,第9胸椎棘突下,旁开3寸。采用俯卧位取穴。

【主治】饮食不下,肠鸣泄泻,胸背痛。

◎ 阳纲

【位置】在背部,第 10 胸椎棘突下,旁开 3 寸。采用俯卧位取穴。

【主治】肠鸣,泄泻,黄疸,消渴,腹痛。

◎ 意舍

【位置】在背部,第 11 胸椎棘突下,旁开 3 寸。采用俯卧位取穴。

【主治】腹胀,肠鸣,呕吐,食不下。

◎ 胃仓

【位置】在背部,第 12 胸椎棘突下,旁开 3 寸。采用俯卧位取穴。

【主治】胃寒食不化,呕吐,腹胀痛,肠鸣,脊背痛。

◎ 肓门

【位置】在腰部,第 1 腰椎棘突下,旁开 3 寸。采用俯卧位取穴。

【主治】腹痛,便秘,乳疾,痞块。

◎ 痞根

【位置】在腰部,第 1 腰椎棘突下,旁开 3.5 寸。采用俯卧位取穴。

【主治】肝脾肿大,痞块,肾下垂,疝痛,腰痛,胃炎。

◎ 志室

【位置】在腰部,第 2 腰椎棘突下,旁开 3 寸。采用俯卧位取穴。

【主治】腰脊强痛,遗精阳痿,小便不利,遗尿。

◎ 腰眼

【位置】在腰部,第 4 腰椎棘突下,旁开 3.5 寸凹陷中。采用俯卧位取穴。

【主治】腰痛,急性腰扭伤,坐骨神痛。

(七)骶髂部

◎ 胞肓

【位置】在臀部,平第 2 骶后孔,骶正中嵴旁开 3 寸。可采用俯卧位取穴。

【主治】腹胀,肠鸣,腰痛,小便不利,阴肿。

◎ 秩边

【位置】在臀部,平第 4 骶后孔,骶正中嵴旁开 3 寸。可采用俯卧位取穴。

【主治】腰骶痛,下肢不遂,疼痛,坐骨神经痛,小便不利,尿失禁,便秘,痔疮。

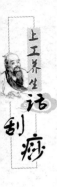

◎ 小肠俞

　　【位置】在骶部,髂后上棘与后正中线之间,平第 1 骶后孔。采用俯卧位取穴。

　　【主治】腹痛,泄痢,小便赤,遗尿。

◎ 膀胱俞

　　【位置】在骶部,髂后上棘与后正中线之间,平第 2 骶后孔。采用俯卧位取穴。

　　【主治】腰骶痛,小便不利,遗尿,遗精,便秘,泄泻。

◎ 中膂俞

　　【位置】在骶部,髂后上棘与后正中线之间,平第 3 骶后孔。采用俯卧位取穴。

　　【主治】腰脊强痛,痢疾,腹胀。

◎ 白环俞

　　【位置】在骶部,髂后上棘与后正中线之间,平第 4 骶后孔。采用俯卧位取穴。

　　【主治】腰脊冷痛,白带,遗精,月经不调。

◎ 上髎

　　【位置】在骶部,骶正中嵴旁 1.5 寸,正对第 1 骶后孔。

　　【主治】白带,不孕,子宫脱垂,腰膝冷痛。

◎ 次髎

　　【位置】在骶部,骶正中嵴旁 1.5 寸,正对第 2 骶后孔。

　　【主治】腰痛,赤白带下,月经不调,痛经,小便赤淋,疝气。

◎ 中髎

　　【位置】在骶部,骶正中嵴旁 1.5 寸,正对第 3 骶后孔。

　　【主治】月经不调,带下,小便不利,腰痛。

◎ 下髎

　　【位置】在骶部,骶正中嵴旁 1.5 寸,正对第 4 骶后孔。

　　【主治】小腹痛,小便不利,带下,腰痛。

◎ 环跳

　　【位置】在股外侧部,侧卧屈股,当股骨大转子最凸点与骶管裂孔连线的外 1/3 与中 1/3 交点处。

　　【主治】腰胯疼痛,半身不遂,下肢痿痹。

◎ 居髎

　　【位置】髂前上棘与大转子最凸点连线中点。

【主治】腰腿痹痛，足痿，瘫痪，月经不调。

（八）下肢部

◎ 髀关

【位置】在大腿前面，当髂前上棘与髌底外侧端的连线上，屈股时，平会阴，居缝匠肌外侧凹陷处。

【主治】腰腿痛，下肢麻木，膝内寒，股内筋急不得屈伸。

◎ 伏兔

【位置】在大腿前面，髂前上棘与髌骨外上缘的连线上，髌骨外上缘上 6 寸。可采用仰卧位取穴。

【主治】腿痛，下肢不遂。

◎ 梁丘

【位置】屈膝，在大腿前面，当髂前上棘与髌底外侧端的连线上，髌底上 2 寸。

【主治】膝痛不能屈伸。胃痛。

◎ 犊鼻

【位置】屈膝，在膝部，髌骨与髌韧带外侧凹陷处。可采用仰卧位取穴。

【主治】膝关节痛，脚气，下肢瘫痪，膝关节及其周围软组织疾患。

◎ 足三里

【位置】在小腿部，外膝眼下 3 寸，胫骨前缘外侧 1 横指处。可采用仰卧位取穴。

【主治】胃痛，恶心呕吐，急、慢性胃肠炎，下肢麻痹，瘫痪，关节炎，高血压等。强身保健（保健要穴）。

◎ 上巨虚

【位置】在小腿前外侧，犊鼻下 6 寸，距胫骨前缘 1 横指（中指）。可采用仰卧位取穴。

【主治】腹痛肠鸣，泄泻，便秘，阑尾炎，下肢不遂、疼痛。

◎ 下巨虚

【位置】在小腿前外侧，犊鼻下 9 寸，距胫骨前缘 1 横指（中指）。可采用仰卧位取穴。

【主治】小腹痛，泄泻，痢疾，乳腺炎，下肢痹痛，不遂。

◎ 条口

【位置】在小腿前外侧，犊鼻下 8 寸，距胫骨前缘 1 横指（中指）。可采用仰卧位穴。

【主治】肩周炎，肩臂痛，下肢不遂疼痛，抽筋。

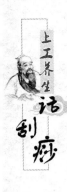

◎ 丰隆

【位置】在小腿前外侧,外踝尖直上8寸,条口外,距胫骨前缘2横指(中指)。可采用仰卧位取穴。

【主治】咳嗽痰多,头痛眩晕,高血压,呕吐,便秘,癫狂痫,下肢痹痛。

◎ 解溪

【位置】在足背与小腿处的横纹中央凹陷中,踇长伸肌腱与趾长伸肌腱之间。可采用仰卧位取穴。

【主治】头痛,眩晕,癫狂,下肢痹痛。

◎ 太白

【位置】在足内侧缘,足大趾跖趾关节后下方赤白肉际凹陷处。可采用仰卧位取穴。

【主治】腹胀,肠鸣,泄泻,胃痛,身体沉,关节痛。

◎ 公孙

【位置】在足内侧缘,当第1跖骨基底部的前下方。可采用仰卧位取穴。

【主治】胃痛,呕吐,腹胀,泄泻,痢疾,心胸痛。

◎ 商丘

【位置】在足内踝前下方凹陷中,当舟骨结节与内踝尖连线的中点处。可采用仰卧位取穴。

【主治】腹胀,肠鸣,泄泻,便秘,黄疸,癫狂,咳嗽,痔疾。

◎ 三阴交

【位置】在小腿内侧,内踝尖直上3寸,在胫骨后缘。可采用仰卧位取穴。

【主治】腹胀,腹泻,痛经,月经不调,白带过多,性功能障碍,遗尿,腿肿,失眠,高血压,各种皮肤病等。

◎ 漏谷

【位置】在小腿内侧,当内踝尖与阴陵泉的连线上,距内踝尖6寸,胫骨内侧缘后方。

【主治】腹胀,肠鸣,腰膝厥冷,小便不利,遗精,下肢痿痹。

◎ 地机

【位置】在小腿内侧,当内踝尖与阴陵泉的连线上,阴陵泉下3寸。可采用仰卧位取穴。

【主治】腹痛,泄泻,小便不利,妇人阴痛,遗精,膝痛,黄疸。

◎ 阴陵泉

【位置】在小腿内侧胫骨内侧髁后下方凹陷处。可采用仰卧位取穴。

【主治】水肿,腹胀,泄泻,黄疸,小便不利,膝关节痛。

◎ 血海

【位置】在大腿内侧,髌底内侧端上 2 寸,股四头肌内侧头的隆起处。可采用仰卧位取穴。

【主治】月经不调,崩漏,功能性子宫出血,经闭,湿疹,荨麻疹。

◎ 承扶

【位置】臀下横纹中点。

【主治】腰骶臀股部疼痛,二便不利。

◎ 殷门

【位置】承扶与委中的连线上,承扶下 6 寸。

【主治】腰痛,大腿痛。

◎ 委阳

【位置】腘横纹外侧端,股二头肌腱内侧缘。

【主治】胸腹胀满、小便不利、腿足挛痛。

◎ 委中

【位置】在腘窝横纹之中点。可采用俯卧位取穴。

【主治】急性胃炎,呕吐,腰腿痛,坐骨神经痛,关节炎,偏瘫,银屑病等症。

◎ 承筋

【位置】委中与承山的连线上,腓肠肌肌腹中央委中下 5 寸。

【主治】腰背拘急,疼痛,小腿酸痛,足跟痛,霍乱转筋,痔疾,大便难。

◎ 承山

【位置】在小腿后面正中,当伸直小腿或足跟上提时腓肠肌肌腹下出现尖角凹陷处。可采用俯卧位取穴。

【主治】小腿疼痛,腿肚抽筋,腰背紧痛,痔疮。

◎ 飞扬

【位置】昆仑穴直上 7 寸,承山外下方 1 寸处。

【主治】下肢萎软,痹痛,腰痛,癫疾,痔疾,鼻衄,目眩,头项痛。

◎ 跗阳

【位置】昆仑穴直上 3 寸。

【主治】下肢萎厥不遂,腰痛,头重痛。

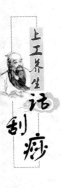

◎ 昆仑

　　【位置】在足外踝后方,外踝尖与跟腱之间的凹陷处。可采用侧卧位取穴。

　　【主治】头痛,颈项强痛,腰背强痛,足跟痛,踝关节扭伤。

◎ 申脉

　　【位置】外踝尖直下方凹陷处。

　　【主治】痫证,癫狂,头痛,眩晕,目痛,失眠,腰脊冷痛,足胫肿痛,脚气。

◎ 风市

　　【位置】在大腿外侧的中线上,腘横纹上7寸。或直立垂手时,中指尖处。可采用侧卧位取穴。

　　【主治】下肢疼痛,下肢瘫痪,风湿性关节炎,皮肤瘙痒。

◎ 阳陵泉

　　【位置】屈膝,在膝部,腓骨小头前下方凹陷处。可采用仰卧位取穴。

　　【主治】肝胆疾病,高血压,偏瘫,下肢麻木、疼痛等症。

◎ 阳交

　　【位置】外踝尖上7寸,腓骨后缘。

　　【主治】膝胫痛,下肢痿痹,肝炎,胸膜炎。

◎ 光明

　　【位置】外踝尖上5寸,腓骨前缘。

　　【主治】下肢痿痹,膝痛,目痛,夜盲,视神经萎缩。

◎ 外丘

　　【位置】外踝尖上7寸,腓骨前缘。

　　【主治】膝胫痛,胸胁痛,腓神经损伤。

◎ 悬钟

　　【位置】外踝尖上3寸,腓骨前缘。

　　【主治】半身不遂,腰腿痛,月经不调,高血压。

◎ 丘墟

　　【位置】外踝前下方,趾长伸肌腱的外侧凹陷中。

　　【主治】外踝肿痛,半身不遂,胆囊炎。

◎ 足临泣

　　【位置】足四趾本节的后方,小趾伸肌腱外侧凹陷处。

【主治】偏头痛,目痛,乳痈,胸胁痛,瘰疬。

◎ 侠溪

【位置】足第 4、5 趾间趾蹼缘后方赤白肉际处。

【主治】头痛,耳鸣,眩晕,高血压,肋间神经痛,中风后遗症。

◎ 太冲

【位置】在足背,第 1、2 跖骨间隙的后方凹陷处。可采用仰卧位取穴。

【主治】头痛,眩晕,目赤肿痛,口眼㖞斜,月经不调,崩漏,功能性子宫出血,疝气,遗尿,癫痫,小儿惊风,下肢不遂。

◎ 蠡沟

【位置】在小腿内侧,足内踝尖上 5 寸,胫骨内侧面的中央。可采用仰卧位取穴。

【主治】阴痒,月经不调,赤白带下,小便不利,遗尿,下肢痹痛。

◎ 中都

【位置】小腿内侧,当足内踝尖上 7 寸,胫骨内侧面的中央。可采用仰卧位取穴。

【主治】偏头痛,目赤痛,热病,高血压,肋间神经痛。

◎ 曲泉

【位置】在膝内侧,屈膝,膝关节内侧面横纹内侧端,股骨内侧髁后缘半腱肌、半膜肌止端的前缘凹陷处。可采用坐位或仰卧位取穴。

【主治】小便不利,遗精,阴痒,月经不调,痛经,膝关节痛。

◎ 涌泉

【位置】在足底部,卷足时足前部凹陷处。当足底 2、3 趾趾缝纹头端与足跟连线的前 1/3 与后 2/3 交点上。可采用仰卧位取穴。

【主治】昏迷,晕厥,癫狂,小儿惊风,头顶痛,失眠,小便不利,便秘。

◎ 然谷

【位置】足舟骨粗隆下方,赤白肉际。

【主治】月经不调,阴挺,阴痒,遗精,阳痿,小便不利,泄泻,小儿脐风,下肢痿痹。

◎ 太溪

【位置】在足内侧,内踝尖与跟腱之间的凹陷处。可采用仰卧位取穴。

【主治】头痛眼花,耳聋耳鸣,牙痛,失眠健忘,性功能障碍,小便频,夜尿多,腰腿痛。

◎ 大钟

【位置】当跟腱附着部的内侧前方凹陷处。

【主治】二便不利,咯血,气喘,月经不调,足跟痛,腰脊强痛。

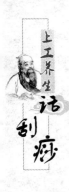

◎ 水泉

【位置】当太溪直下 1 寸,跟骨结节内侧凹陷处。

【主治】月经不调,闭经,痛经,阴挺,小便不利,目昏花,腹痛,足跟痛。

◎ 照海

【位置】在足内侧,内踝尖下方凹陷处。可采用仰卧位取穴。

【主治】咽喉干痛,慢性咽炎,失眠,嗜睡,癫痫,便秘,小便频数,排尿困难,月经不调,白带多。

◎ 复溜

【位置】在小腿内侧后方,太溪穴直上 2 寸,跟腱的前方。可采用仰卧位取穴。

【主治】水肿,盗汗,热病汗不出,腹胀,泄泻,下肢疼痛、不遂。

◎ 交信

【位置】当太溪直上 2 寸,复溜前 0.5 寸,胫骨内侧缘的后方。

【主治】月经不调,崩漏,阴挺,阴痒,赤白带下,五淋,睾丸肿痛,泄泻,大便难,小腿内侧痛。

◎ 膝眼

【位置】屈膝髌韧带两侧之凹陷处,共 4 穴。

【主治】膝关节病变,下肢疼痛。

◎ 胆囊穴

【位置】阳陵泉直下 1 寸左右的压痛点。

【主治】胁痛,黄疸,下肢痿痹。

◎ 阑尾穴

【位置】足三里与上巨虚之间的压痛处。

【主治】肠痈,胃脘痛,下肢痿痹。

◎ 鹤顶

【位置】在膝上部,髌底的中点上方凹陷处。

【主治】膝痛,足胫无力,瘫痪。

◎ 百虫窝

【位置】屈膝,在大腿内侧,髌底内侧端上 3 寸,即血海上 1 寸。

【主治】风湿痒疹,下部生疮。

下 篇
治疗保健美容篇

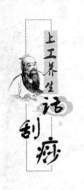

第一章　各科病症治疗

内科病症

 感　冒

　　感冒是一种由病毒引起的急性上呼吸道感染性疾病,是临床常见病、多发病。临床主要表现为:恶寒(或恶风)、头痛、全身酸痛、乏力、鼻塞流涕、打喷嚏、咳嗽、脉浮。一年四季皆可发病,尤以冬春寒冷季节为多见。容易在气候骤变时发生,如感受寒冷、淋雨等可诱发。

　　中医学根据感受不同邪气及临床表现的不同,将感冒主要分为风寒证、风热证、暑湿证。①风寒感冒主要表现为恶寒重、发热轻、流涕、无汗、头痛、身痛、鼻塞声重,或咳嗽、痰稀白或脉浮紧;②风热感冒表现为恶寒轻、发热重、咽痛、汗出、口渴、发热或恶风寒、头痛目胀,或咽喉肿痛、口干欲饮、自汗出或咳嗽、痰稠黄、苔薄黄、脉浮数;③暑湿证表现为头重如裹、恶寒少汗、胸闷、腹胀、咳嗽不甚、苔厚腻、脉缓或浮数。

治则　宣肺解表,疏风通络。

方法　采用直接刮法。

介质　刮拭用油可选用刮痧活血剂或对症选取介质。

部位及选穴

　　颈项部　重点风池、大椎穴,督脉发际下至第7胸椎;

　　背部　发际下至第7胸椎旁,重点风门、肺俞;

　　随证配穴。

操作手法

(1)将刮痧活血剂滴于所需刮痧部位,刮痧板与皮肤成45°从上向下、由里向外顺次刮拭颈项部、背部。

（2）力度以患者耐受为准,对体质较好者,可用力刮至病人能够忍受;对体质较弱者,力量要柔和一些,刮至皮肤出痧为止。

辨 风寒者可以生姜水为介质,由风池穴斜刮肩胛穴区带,大椎斜刮至大杼及风门、肺俞穴区,刮前胸中府穴区及中脘、足三里穴;风热者可以薄荷汁为介质,刮手部阳面的曲池至阴面的尺泽,点揉外关、合谷,可在大椎、少商穴放痧;暑湿者可以藿香正气水为介质(藿香正气散制成的水性润湿剂),以平补平泻手法刮胸部膻中及中脘,刮孔最、支沟、合谷穴、足三里、阴陵泉等穴区。

根据不同症状加刮其他穴区:鼻塞者加刮迎香穴区,头痛者加刮太阳穴区。

疗程 轻症只需治疗一次;较重者及缠绵不愈者,一直刮至症状全部消失。对于出痧重者,待痧退后,再刮拭治疗;出痧少或无痧者,每日或隔日1次,直至症状全部消失。

注意事项

（1）治疗期间宜清淡、易消化饮食,忌生冷、油腻食物。

（2）治疗时应注意受术者保暖、避风,以免受凉加重病情。

急性支气管炎

急性支气管炎是一种常见的呼吸道疾病,多由病毒或细菌感染,或因物理、化学及过敏性因素等对气管和支气管黏膜刺激所引起。多有上呼吸道感染症状,初起常伴有喉痒、干咳、畏寒、发热、头痛、疲乏等症,发病急骤且病程短暂。

中医学认为因外邪侵袭,肺卫不利,宣发肃降失调所致,临床以咳嗽为主要症状。痰多清稀为风寒或肺寒;痰多稠黏色黄为风热或肺热;干咳无痰为风燥所致。

治则 祛邪解表,宣肺止咳。

方法 采用直接刮法。

介质 刮拭用油可选用甘油或痹痛刮痧液。

部位及选穴

　　胸部　天突、膻中、中府;

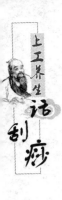

背部 　肺俞、风门、心俞、定喘；

上肢部 　外缺、尺泽。

操作手法

（1）将刮拭部位涂以甘油以润滑皮肤，持板以 45°斜度平面朝下，按血液循环方向（由上而下，由内到外）顺次刮拭，以疏筋活血。先刮拭颈背部，以脊柱为中心，宽约 6～8 厘米，由上至下从大杼穴刮至肾俞。再刮拭前胸，从胸骨中线开始由内向外角刮天突至膻中，最后刮拭手臂掌侧阴经。

（2）用力要均匀、适中。当刮至穴位处以刮痧手法中的泻法为主，反复刮拭。在同一筋脉上必须刮拭至出痧后（轻者皮肤出现潮红，重者出现紫红色痧点），再刮拭其他部位。

辨 　属风寒者肺俞、风门用补法；属风热者以泻法为主；属内伤者肝俞用泻法，脾俞、膏肓用补法。

疗程 　穴位可交替使用，每日 1 次，5 次为 1 疗程。一般 2～3 次显效。

注 意 事 项

（1）刮拭后 2～3 天内患处会出现疼痛现象，这是正常反应，无需停止治疗。

（2）治疗时应注意保暖，避风寒，以免受凉加重病情，刮拭结束后嘱受术者饮热饮或温开水帮助新陈代谢。

（3）症状较重时应配合药物治疗。

慢性支气管炎

慢性支气管炎多由病毒或细菌感染，或因物理、化学及过敏性因素等对气管和支气管黏膜刺激所引起。此外，机体对病原的过敏、机体免疫力下降可能是导致慢性炎症的原因之一。慢性支气管炎多由急性支气管炎反复感染发作后引起，秋冬季节天气寒冷容易诱发，1 年持续咳嗽在 3 个月以上，或发病缓慢，病程较长，且反复发作。

中医学认为其病因不外为外感和内伤、外感六淫所引起。其中尤以风寒、风热较多见。内伤多指饮食偏嗜酸咸、肥甘及情志失调等，其病情发生和发展与体虚有关。

治则 　祛痰宣肺，补益脾肾。

| **方法** | 采用直接刮法。 |

| **介质** | 刮拭用油可选用石蜡油或痹痛刮痧液。 |

部位及选穴

背部　肺俞、风门、心俞、定喘；

胸部　天突、膻中、中府；

上肢部　列缺、尺泽。

操作手法

（1）先将刮拭部位涂以甘油以润滑皮肤，持板以45°斜度平面朝下，按血液循环方向（由上而下，由内到外）顺次刮拭，以疏筋活血。先刮拭颈背部，以脊柱为中心，宽约6～8厘米，由上至下从大杼穴刮至肾俞。再依次刮拭前胸，从胸骨中线开始由内向外角刮天突至膻中，最后刮拭手臂掌侧阴经。

（2）用力要均匀、适中。当刮至穴位处以刮痧手法中的泻法为主，反复刮拭。在同一筋脉上必须刮拭至出痧后（轻者皮肤出现潮红，重者出现紫红色痧点）再刮拭其他部位。

辨　属风寒者肺俞、风门用补法；属风热者以泻法为主；属内伤者肝俞用泻法，脾俞、膏肓用补法。

| **疗程** | 穴位可交替使用，每日1次，5次为1疗程。2～3次显效。 |

注意事项

刮痧时要保持室内温度，治疗结束后要立即穿好衣服。三伏天即使不发病，也可以进行刮痧治疗，能够预防或减轻冬季发病。

肺　炎

肺炎是肺实质的炎症，可由多种病原体如细菌、真菌、病毒、寄生虫等引起，放射线、化学物质、过敏因素等亦能引起肺炎。根据临床表现，一般分为大叶性肺炎和支气管肺炎。大叶性肺炎多见于青壮年，以高热、寒战、咳嗽、胸痛、咳出铁锈色痰为主要症状；支气管肺炎则以婴幼儿和年老体弱者为多，初期似感冒症状，继则发热、咳嗽、气急、鼻翼煽动、口唇和指甲发紫，甚则抽搐、昏迷。临床以大叶性肺炎为多见，好发于冬春两季。

中医学认为因起居不慎、寒温失调、饮食不节、操劳过度而致邪毒内侵于肺，痰热壅阻所致。多因卫气不固、风热犯肺、内蕴痰浊、肺失宣降、痰热郁阻

一　各科病症治疗

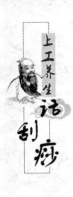

所致或由感冒转化而致。病位在肺,病机为邪犯卫表。一般可分为邪犯肺卫型、痰热雍肺型、气阴两亏型、阳气虚脱型。

治则 清热解毒,宣肺化痰。

方法 采用直接刮法。

介质 刮拭用油可选用甘油或痹痛刮痧液。

部位及选穴

背部　肺俞、风门、心俞、定喘、脾俞、肾俞;

胸部　天突、膻中、中府;

四肢部　列缺、尺泽、曲池、丰隆。

操作手法

(1)将刮拭部位涂以甘油润滑皮肤,以 45°斜度平面朝下,按血液循环方向(由上而下、由内到外)顺次刮拭,以疏筋活血。先刮拭颈背部,以脊柱为中心,宽约 6～8 厘米,由上至下从大杼穴刮至肾俞。再刮拭前胸,从胸骨中线开始由内向外角刮天突至膻中,最后刮拭手臂阴经。

(2)用力要均匀适中。当刮至穴位处以刮痧手法中的泻法为主,反复刮拭。在同一筋脉上必须刮拭至出痧后(轻者皮肤出现潮红,重者出现紫红色痧点),再刮拭其他部位。刮拭结束后嘱受术者饮热饮或温开水帮助新陈代谢。

辨 属邪犯肺卫者风门、肺俞用泻法;属痰热雍肺者曲池、丰隆用泻法;属气阴两亏和阳气虚脱者脾俞、肾俞用补法。

疗程 穴位可交替使用,隔日 1 次,5 次为 1 疗程。2～3 次显效。

注意事项

(1)刮拭后 2～3 天内患处会出现疼痛现象,这是正常反应,无需停止治疗。

(2)治疗时应注意保暖,避风寒,以免受凉加重病情。刮拭结束后嘱饮热饮或温开水帮助新陈代谢。

(3)症状较重时应配合抗菌药物治疗。

(4)刮痧疗法治疗肺炎主要起辅助作用,具有改善临床症状,促进炎症吸收消退的效应,尤其是对于机体抗病力弱、肺部啰音和 X 片阴影消退缓慢、病情迁延者更为适宜,用于治疗高热不退的较严重的肺炎也可收到较好的效果。

支气管哮喘

支气管哮喘是一种常见、发作性的支气管过敏性疾病,现代医学认为本病发生与体质的特异反应性(遗传过敏体质)有关。一年四季均可发病,尤以寒冬季节及气候急剧变化时发病或诱发者较多,可发于任何年龄,而以 12 岁前开始发病者居多。临床一般分为急性(发作性)和慢性(缓解或迁延期)2类。其临床特征是反复发作,伴有哮鸣音、以呼气性为主的呼吸困难和咳嗽。发作突然,发作前常先有喷嚏、咽喉发痒、胸闷等先兆症状。发作时呼吸急促,胸闷气粗,喉间有哮鸣声,喘息不能平卧,多呈阵发性发作,或伴有烦躁、神萎、面色苍白、青紫、出汗,甚则神志不清等症状。每次发作可达数小时甚至数日才能缓解。

中医学认为素痰内伏于肺,因外感风寒、饮食不当、情志不畅等诱因致痰气交阻、气道不利、肺气升降不利而致。当发作时,痰随气动,气因痰阻,相互搏击,阻遏气道,肺气上逆而致哮喘发作。实喘证见呼吸深长,以呼出为快,气粗声高,脉数有力,病势急骤;虚喘证见呼吸短促难续,以深吸为快,气怯声低,脉沉细或浮大中空,病势较缓。

治则　止咳平喘,解痉脱敏。

方法　采用直接刮法。

介质　刮拭用油可选用甘油或石蜡油。

部位及选穴

　　背部　肺俞、风门、心俞、大椎、定喘、脾俞、肾俞;

　　胸部　天突、膻中、中府;

　　上肢部　孔最、尺泽。

操作手法

(1)将刮拭部位涂以甘油润滑皮肤,持板以 45°角斜度平面朝下,按血液循环方向(由上而下,由内到外)顺次刮拭,以疏筋活血。先刮拭背部,以脊柱为中心,宽约 6～8 厘米,由上至下从大椎穴刮至肾俞。再依次刮拭前胸,从胸骨中线开始由内向外角刮天突至膻中。最后刮拭手臂阴经。

(2)用力要均匀适中。当刮至穴位处以刮痧手法中的泻法为主,反复刮拭。在同一经脉上必须刮拭至出痧后(轻者皮肤出现潮红,重者出现紫红色

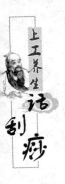

痧点),再刮拭其他部位。刮拭结束后嘱饮热饮或温开水帮助新陈代谢。

辨 属实证者诸穴用泻法;属虚证者脾俞、肺俞、肾俞用补法。

疗程 每日1次,5次为1疗程。2~4次显效,能否治愈因个人体质而异。

注意事项

(1)刮拭后2~3天内患处会出现疼痛现象,属正常反应,无需停止治疗。治疗期间禁食海鲜、蚕蛹等易过敏食物。

(2)症状较重时应配合药物治疗。

支气管扩张

支气管扩张简称"支扩",是一种感染性疾病,因慢性炎症的损害造成支气管壁破坏和管腔扩张和变形。主要的临床表现是以起病慢、病程长、长期咳嗽、咳大量脓性痰和反复咯血为特征。支扩的咳痰量较多,一天可达100~400毫升,常于变换体位时容易咳出。痰液静置数小时后可分3层,上层为泡沫,中层为黏液,下层为脓液和坏死组织。如为厌氧菌感染可有恶臭脓痰。支气管扩张可呈反复咯血,血量多少不等。

支气管扩张在中医临床中属"咳嗽"、"肺痈"、"痰饮"、"咯血"范畴。中医学认为支气管扩张病位在肺,与肝、脾、肾三脏相关。一般可分为热伤肺络型、痰浊阻肺型和脾肺两虚型。

治则 祛痰排脓,宣肺止咳。

方法 采用直接刮法。

介质 刮拭用油可选用骨灵涂液或痹痛刮痧液。

部位及选穴

　　背部　肺俞、风门、膏肓、大椎、定喘、脾俞、肾俞;

　　胸腹部　天突、膻中、中府、中脘;

　　上肢部　孔最、尺泽、曲池。

操作手法

(1)先将刮拭部位涂骨灵涂液以润滑皮肤,持板以45°斜度平面朝下,按血液循环方向(由上而下、由内到外)顺次刮拭,以疏筋活血。先刮拭背部,大椎、定喘重刺激用泻法,以脊椎为中心,宽约6~8 cm,由上至下从大杼穴刮至肾俞；再刮拭前胸，从胸骨中线开始由内向外角刮天突至膻中，点按中脘；最后刮拭上肢部。

（2）用力要均匀适中。当刮至穴位处以刮痧手法中的泻法为主，反复刮拭。在同一经脉上必须刮拭至出痧后（轻者皮肤出现潮红，重者出现紫红色痧点），再刮拭其他部位。刮拭结束后嘱饮热饮或温开水帮助新陈代谢。穴位可交替使用。

辨 热伤肺络、痰浊阻肺型诸穴用泻法；属脾肺两虚者肺俞、脾俞、肾俞用补法。

疗程 隔日1次，5次为1疗程。

胸膜炎

胸膜炎是由感染、肿瘤变态反应及物理、化学等因素引起的脏、壁两层胸膜的炎症性病变。临床主要表现为发热、胸痛，渗出液多时可压迫心肺而引起呼吸困难。

中医学认为胸膜炎多因内有水湿痰饮，复感外邪，交阻胸胁，肺气受阻，肃降失司所致，饮停胸胁，阻遏少阳，故胸肋疼痛，饮阻于肺，肺失宣发，故咳嗽、咯痰、气促。一般可分为邪郁少阳型、饮停胸胁型、气滞血瘀型、阴虚邪恋型和脾虚饮停型，前三型多为实证，后两型多为虚证。

治则 清热解毒，泻肺逐饮。

方法 采用直接刮法。

介质 刮拭用油可选用正红花油或石蜡油。

部位及选穴

背部 大杼、风门、肺俞、脾俞、肾俞；

胸肋部 膺窗、膻中、中府、大包；

上肢部 外关、尺泽、曲池。

操作手法

（1）持握刮痧板与皮肤成45°，由上而下或由内而外顺序刮拭背部穴位，手法宜重，以驱邪外出。

（2）膺窗穴以点揉为主。

（3）力度以受术者感受舒适为准，对选择的刮痧部位反复刮拭，直至刮拭

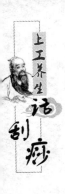

出痧痕为止。

辨 属实证者以泻法为主;属虚证者肺俞、脾俞、肾俞用补法。

疗程 每周1次,7次为1疗程。

✎ 注 意 事 项

应查明病因,需配合中西药物一起治疗,如果是结核性胸膜炎,应配合抗结核药物治疗。

心脏神经官能症

心脏神经官能症是指心脏没有器质性病变,心前区疼痛与心脏神经机能失常和患者对局部的感觉过于敏感有关。心理因素、疲劳、物理刺激(如寒冷)等往往是疼痛发生的诱因。主要临床表现为:心前区的短暂刺痛或较长时间的隐痛、憋闷,有时出现气闷、呼吸不畅,深吸气1~2次或作叹息性呼吸后可缓解,常伴有心悸、疲乏、头晕等一些神经衰弱症状。

中医认为平素心气怯弱,或久病心血不足致使心神不宁,此属虚证;或痰火内扰,气滞血瘀而致,多属实证。

治则 理气宁心。

方法 采用直接刮法。

介质 刮拭用油可选用正红花油或刮痧活血剂。

部位及选穴

头部　印堂、百会;

背部　心俞、厥阴俞、膈俞、脾俞;

腹部　中脘、气海、关元;

上肢部　内关、神门、间使。

操作手法

(1)取坐位:俯坐伏于椅背上暴露后颈部和背部,刮拭百会和肩井,然后刮拭脊柱及背两侧的膀胱经,重点厥阴俞、心俞。

(2)取仰卧位:先刮印堂、中脘、神门、间使、内关穴,然后从气海刮到关元。

(3)力度以病人耐受为准,对选择的刮痧部位反复刮拭,直至刮拭出痧痕为止。

辨 属实证者除气海、关元外均用泻法;属虚证者脾俞、气海、关元、神门用补法。

疗程　每周治疗 1 次,连续治疗 7～10 次为 1 疗程。

📝 注 意 事 项

应详细检查,排除其他器质性疾病。

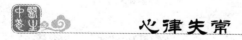

心律失常

心律失常是指心律起源部位、心搏频率与节律以及冲动传导等任何一项异常。心律失常的分类方法多种多样,其中一种是按照心律失常时心率的快慢分为快速性和缓慢性心律失常两大类。快速性心律失常包括窦性心动过速,房性、房室交界区性和室性的过早搏动、心动过速、扑动和颤动。此外还包括频率在每分钟 100 次以上的加速的自主心律。缓慢性心律失常则包括窦性心动过缓、窦房和房室传导阻滞、室上性和室性逸搏与逸搏心律。主要临床表现是心悸、头晕、胸闷、气短、神疲乏力甚至昏厥等。刮痧适用于窦性心动过速,房性、房室交界区性的过早搏动等。

中医学认为心律失常病位在心,与肝、脾、肾密切相关。病变表现为虚证或实证或虚实夹杂。由气血虚弱引起者属虚证;痰火、瘀血所致者属实证。

治则　宁心定悸。

方法　采用直接刮法。

介质　刮拭用油可选用正红花油或刮痧活血剂。

部位及选穴

　　背部　心俞、膈俞;

　　胸部　膻中;

　　四肢部　内关、神门、足三里。

操作手法

(1)取俯卧位:暴露背部,刮拭脊柱两侧的膀胱经,重点膈俞、心俞。

(2)取仰卧位:先刮膻中穴,然后刮内关、神门,最后轻刮足三里。

(3)力度以患者耐受为准,对选择刮痧部位反复刮拭,直到刮拭出痧痕为止。

辨　属实证者膈俞用泻法;属虚证者心俞、足三里用补法。

疗程　每周治疗 1 次,连续治疗 7～10 次为 1 疗程。

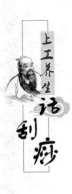

注意事项

刮痧对改善心律失常症状有明显疗效。治疗期间应注意休息,避免劳累和情绪波动。

心绞痛

心绞痛是由于冠状动脉发生粥样硬化或痉挛,使管腔狭窄或闭塞导致供血不足,造成心肌暂时性和可逆性缺血、缺氧所引起的疾病。临床主要症状为:心胸部持续憋闷,劳累后胸骨后部有压榨性疼痛感觉,可放射至心前区与左上肢,持续数分钟,休息或服用硝酸酯制剂后便缓解。

中医学认为其病位在心,与肝、脾、肾三脏盛衰相关。因年老体弱、先天不足、思虑过度,耗伤心脾引起阴阳气血不足,尤以气阴两虚多见;因膏粱厚味、七情、寒邪产生之气滞、血瘀、痰浊、寒凝、热结阻遏胸阳,闭塞心络,痹而致痛。

治则 化瘀通络,理气止痛。

方法 采用直接刮法。

介质 刮拭用油可选用正红花油或刮痧活血剂。

部位及选穴

背部 厥阴俞、心俞、膈俞、至阳、灵台;

胸部 膻中、乳根、巨阙;

上肢部 内关、间使。

操作手法

(1)取俯卧位:刮拭脊柱及背两侧的膀胱经,重点厥阴俞、心俞、至阳、灵台。

(2)取仰卧位:刮上肢,自内关向间使方向刮;然后刮膻中、乳根、巨阙,向两侧刮。

(3)力度以患者耐受为度,对选择的刮痧部位反复刮拭,直至刮拭出痧痕为止。

辨 属实证者用泻法;属虚证者心俞、巨阙用补法。

疗程 一般1次即可见效。

(1)刮痧对减少心绞痛发作有明显疗效,但心绞痛如频繁发作或病情加重,应配合中西药治疗。

(2)发病期间应注意休息,避免劳累和情绪波动,饮食宜清淡并忌烟酒。

高血压

高血压是临床常见的一种以体循环动脉血压升高为主的综合征,其主要临床表现为:血压增高时,出现头痛、头晕、头胀、耳鸣、面红、失眠等症状,病情较重者可发生头重脚轻、视力减退、心悸、气短、健忘,甚至导致中风等严重疾病。

中医学认为高血压的主要病因,常与情志失调、饮食不节、内伤虚损等因素有关,其病位与肝、肾、脾密切相关。一般可分为以下 3 型:①肝火亢盛型,证见眩晕、头胀痛、面赤烦急、口苦、便干溲赤,舌红苔黄,脉弦滑;②阴虚阳亢型,证见头痛、眩晕耳鸣、头重脚轻、心烦失眠、腰膝酸软,舌嫩红少苔,脉细数;③肾精不足型,证见眩晕耳鸣、精神萎靡、失眠健忘、腰膝酸软。阴虚明显者,证见五心烦热,舌红少苔,脉细数;阳虚明显者,证见畏寒肢冷,舌淡,脉沉细无力。

治则 滋肾平肝,镇肝潜阳。

方法 采用直接刮法。

介质 刮拭用油可选用正红花油或刮痧活血剂。

部位及选穴

　　头颈部　太阳、风池;

　　背部　膈俞、肝俞、肾俞;

　　四肢部　太冲、三阴交、曲池、足三里。

操作手法

(1)刮拭头颈:俯坐伏于椅背上暴露后颈部和背部,刮拭头颈和两肩,自风池向肩井方向刮拭,再沿膀胱经自上而下刮拭,在膈俞、肝俞、肾俞穴处加重刺激,然后揉太阳穴。

(2)取仰卧位:先刮上肢曲池穴,然后刮上肢的背侧,再从肩部刮到手背侧的中指部。下肢部先刮足三里,然后刮小腿内下方,从三阴交刮到太冲穴

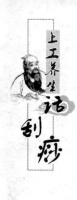

的部位,最后点揉太冲穴。

(3)力度以患者耐受为准,对选择的部位反复刮拭,直至刮拭出痧痕为止。

辨 属肝火亢盛、阴虚阳亢者肝俞、膈俞、太冲、曲池用泻法;属肾精不足者肝俞、肾俞、足三里用补法。

疗程 每周治疗1次,连续治疗7～10次为1疗程,隔10天进行第2疗程。如2个疗程无效者,改用其他疗法。

注意事项

生活上要注意低盐、低脂饮食,多食蔬菜、粗粮,戒除烟酒等不良生活习惯,做到合理运动,充足睡眠。如果是继发性高血压,应治疗原发疾病。

低血压

成人动脉血压低于 90/60 mmHg(毫米汞柱)时认为是低血压,多见于营养不良和体质差的人,由于血压偏低,血流缓慢,脑部血管和心脏冠状动脉血流量减少,造成供血不足而引起缺血、缺氧。

慢性低血压一般可分为体质性低血压、体位性低血压、继发性低血压三类,主要临床表现可有:头晕、头痛、食欲不振、疲劳、脸色苍白、消化不良、晕车船等;严重时出现直立性眩晕、四肢冷、心悸、呼吸困难、共济失调、发音含糊,甚至昏厥、需长期卧床。主要危害包括:视力、听力下降,诱发或加重老年性痴呆,头晕、昏厥、跌倒、骨折发生率大大增加,乏力、精神疲惫、心情压抑、忧郁等情况经常发生,影响生活质量。

中医认为低血压属于"眩晕"、"虚劳"、"厥症"等范畴,主要表现为虚证,轻者表现为心阳不足,脾气虚衰和中气不足,重者表现为心肾阳衰,亡阳虚脱。可辨证分为五型:气虚证、血虚证、气血两虚证、脾肾阳虚证、气阴两虚证。

治则 补益气血。

方法 采用直接刮法。

介质 刮拭用油可选用正红花油或石蜡油。

部位及选穴

头部 百会;

背部 厥阴俞、心俞、脾俞、肾俞;

胸腹部 膻中、中脘、关元;

上肢　内关；

下肢：足三里、三阴交、涌泉。

操作手法

（1）操作者持握刮痧板与皮肤 45°，按由上而下或由内而外顺序刮拭头部、背部、胸腹部及四肢部穴位。

（2）力度以受术者感受舒适为准，对选择的刮痧部位反复刮拭，直至刮拭出痧痕为止。

疗程　每隔 3 天治疗 1 次，10 次为 1 疗程。

注意事项

（1）积极参加体育锻炼以改善体质。运动量要逐渐增加，不能操之过急，但要持之以恒。

（2）生活要有规律，饮食要营养丰富。

冠心病

冠心病是冠状动脉性心脏病的简称，是一种由于冠状动脉固定性（动脉粥样化硬化）或动力性（血管痉挛）狭窄或阻塞，发生冠状循环障碍，引起心肌氧供需之间失衡而导致心肌缺血缺氧或坏死的一种心脏病，亦称缺血性心脏病。

典型的发作性心绞痛关系表现为：胸骨后的压榨感、闷胀感，伴随明显的焦虑，持续 1 到 5 分钟，常发散到左侧臂部、肩部、下颌、咽喉部、背部，也可放射到右臂。也有很多病人有广泛的冠状动脉阻塞却没有感到过心绞痛，甚至有些病人在心肌梗塞时也没感到心绞痛。部分病人由于心电图有缺血表现，发生了心律失常，或因为运动试验阳性而做冠脉造影才发现。

中医认为冠心病的发生是由于年老体衰，脏腑功能虚损，阴阳气血失调，加之七情六淫的影响，导致气滞血瘀，胸阳不振，痰浊内生，使心脉痹阻而致病。胸阳不振属虚证，气滞血瘀和痰浊内生所致者属实证。

治则　疏风散寒，温经通络，行气活血。

方法　采用直接刮法。

介质　刮拭用油可选用正红花油或石蜡油。

一　各科病症治疗

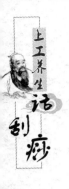

部位及选穴

> 背部　心俞、膈俞、至阳、厥阴俞；
>
> 胸部　膻中、乳根；
>
> 上肢　内关、通里、神门。

操作手法

（1）操作者持握刮痧板，与皮肤成 45°，由上而下或由内而外，先刮背部，再刮前胸膻中、乳根，然后刮上肢内关、通里、神门。

（2）各穴以平补平泻为主，对选择的刮痧部位反复刮拭，至刮拭出痧痕为止。

辨　属实证者厥阴俞、膈俞用泻法；属虚证者心俞、厥阴俞、至阳用补法。

疗程　一般 7～10 次为 1 疗程，根据病程长短及证型的虚实而决定。

注 意 事 项

平时要随身携带硝酸甘油或速效救心丸等急救药品。在医生的指导下作有氧运动，逐渐形成好的体力并使心脏功能得到恢复。注意休息，戒烟戒酒。

发作性膈肌痉挛

发作性膈肌痉挛，俗称"打嗝"，是由于膈肌不自主地间歇性收缩，致使胃气上逆的一种病症。本病大多数为单独出现，亦可继发于其他疾病。其病因多与胃、肠、腹膜、纵隔、食管疾病有关。另外，不良精神因素、寒凉刺激或饮食不慎亦常为诱发因素。

中医学认为本病多因饮食不节或情志不和，正气亏虚而致胃失和降，胃气上逆动膈所致。或因受寒凉刺激，干扰胃气；或饮食不节，过食生冷、吞食过急而损伤胃气；或情志抑郁，肝气犯胃，正气虚弱，中气虚损所致。亦可因肾气不纳，致使气逆上冲。多突然发作呃声，呃逆初起，呃声响亮，多属实证；久病呃逆，气怯声低，神疲形枯，多属虚证。

治则　降逆止呃。

方法　采用直接刮法。

介质　刮拭用油可选用石蜡液。

部位及选穴

> 大椎、大杼、膏肓、神堂；

膈俞、肝俞、胆俞、脾俞、胃俞、三焦俞；

随证配穴内关等。

操作手法

（1）坐位或俯卧位，使用重刺激的泻法，刮拭大椎、大杼、膏肓、神堂，待出现青紫或紫色痧点、瘀斑后，再同样以重手法刮拭膈俞、肝俞、胆俞、脾俞、胃俞、三焦俞。若采取俯卧位则翻身后再由天突穴沿正中线向下经膻中刮至中脘穴，点揉内关。

（2）力度以受术者耐受为准，泻法为主，对选择的部位反复刮拭，直至刮拭出痧痕为止。

辨 因胃寒而呃逆者，点内关、中脘穴，使局部发热为度；胃热用泻法加刮内庭，胃虚用补法加刮足三里、气海；阴虚加刮太溪；肝郁加刮太冲；痰多加刮丰隆。

疗程 根据疾病的缓急而决定，一般1次即可见效。

注 意 事 项

如果症状持续不缓解，有可能是胃、横隔、心脏、肝脏疾病或者肿瘤的症状，应及时去医院进行详细检查。

慢性胆囊炎、胆石症

慢性胆囊炎系胆囊慢性炎症性病变，为最常见的胆囊慢性病变。本病多以慢性起病，也可由急性胆囊炎反复迁延发作而来。胆石症是指胆道系统内有结石，可发生于胆囊或胆管。本病平时大多无症状，部分患者仅表现为一般的消化不良症状。当胆石从胆囊移动至囊胆管或总胆管，或从扩张的总胆管移行至壶腹部时，由于胆囊或总胆管平滑肌扩张及痉挛，因而产生胆绞痛。慢性胆囊炎的主要临床表现以右胁下不适或持续性钝痛为特征，亦可以持续多年而毫无症状。患者右上腹痛常发生于晚上和饱餐后，呈持续性疼痛，部分患者疼痛可向右侧肩胛下区放射，发作的间歇期可有右上腹胀痛不适或胃脘灼热、嗳气、泛酸等症状。

中医学认为慢性胆囊炎病位在肝、胆，与脾胃、肾有关。一般可分为肝气郁滞型、肝胆湿热型和脾胃虚弱型，前二者属实证，后者属虚证。

治则 疏肝利胆，行气止痛。

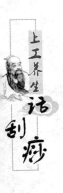
方法 采用直接刮法。

介质 刮拭用油可选用刮痧活血剂。

部位及选穴

　　背肋部　肝俞、胆俞、期门、日月；

　　下肢部　胆囊穴、足三里、阳陵泉、丘墟、太冲。

操作手法

（1）持握刮痧板与皮肤成45°，由上而下或由内而外顺序刮拭背肋部、下肢及足部，以疏利肝胆。

（2）力度以受术者耐受为度，至自觉胆囊区疼痛减轻或出现明显痧痕为止。

辨 属实证者诸穴以泻法为主；属虚证者肝俞、足三里用补法。

疗程 7次为1疗程，根据疾病的缓急、病程长短而决定治疗时间。

注意事项

（1）每次治疗不必尽取诸穴，可有变换的交替选穴。刮痧等保守治疗无效者可考虑手术治疗。

（2）平日进食应以清淡、易消化的食物为主，急性发作期忌食油炸、煎食物，宜定时定量，少吃多餐，不宜过饱。

急性胃炎

　　急性胃炎是指各种原因所引起的急性胃黏膜的炎性改变，以单纯性、感染性胃炎为多见。是临床常见多发病，尤以中老年人居多，常因暴饮暴食或食用污染不洁食物所致。主要症状为上腹部不适或骤然疼痛，疼痛可有胀痛、冷痛、热痛、隐痛、刀割样剧痛等。

　　中医学认为多因外邪犯胃或饮食不慎而致中焦气机不利，纳运失常，胃失和降，浊气上逆所致。

治则 和胃止痛。

方法 采用直接刮法。

介质 刮拭用油可选用正红花油或石蜡液。

背部　大椎；

腹部　中脘、天枢；

上肢部　内关、手三里；

下肢部　足三里。

操作手法

（1）持握刮痧板与皮肤成 45°，由上而下或由内而外顺序刮拭穴位，以顺气、散寒、除热，和胃止痛。

（2）力度以受术者感受舒适为准，对选择的刮痧部位反复刮拭，直至刮拭出痧痕为止。

疗程　对于急性胃痛 1 次即可起到止痛效果。

注　意　事　项

胃炎与饮食密切相关，切忌暴饮暴食及过食生冷油腻之品。

慢性胃炎

慢性胃炎是指各种原因所引起的慢性胃黏膜的炎性改变，包括浅表性胃炎、萎缩性胃炎和肥厚性胃炎。临床常见多发病，尤以中老年人居多。主要症状为上腹部不适或疼痛，疼痛反复发作，常伴有痞闷或胀痛、嗳气、泛酸、恶心、呕吐等症。

中医学认为多因外邪犯胃或饮食不慎而致中焦气机不利，纳运失常，胃失和降，浊气上逆所致；或因精神刺激，情志不畅，气机逆乱，肝气犯胃；或外邪内侵，劳累受寒，克犯脾胃等。每遇过度劳累、饮食失节、精神紧张或气候变化而反复发作、迁延不愈或疼痛加剧。在背部从膈俞至胃部之间的相应部位可出现压痛点。一般可分为肝胃不和型、胃络瘀阻型、脾胃虚弱型、脾虚胃热型、胃阴不足型，前两型属实证，后三型属虚证。

治则　和胃止痛。

方法　采用直接刮法。

介质　刮拭用油可选用正红花油或石蜡液。

部位及选穴

背部　脾俞、胃俞、膈俞、胆俞、三焦俞、肾俞；

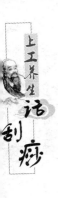

腹部　　中脘、天枢；

上肢部　　内关、手三里；

下肢部　　足三里。

操作手法

（1）持握刮痧板与皮肤成 45°，由上而下或由内而外顺序刮拭穴位，以顺气、散寒、除热，和胃止痛。

（2）力度以受术者感受舒适为准，对选择的刮痧部位反复刮拭，直至刮拭出痧痕为止。

辨　　属实证者胃俞、三焦俞、膈俞、中脘用泻法；属虚证者脾俞、胃俞、肾俞、足三里用补法。

疗程　　隔日 1 次，要坚持治疗 2 周以上。

注 意 事 项

要坚持治疗，少食辛辣等有刺激性的食物。对患有萎缩性胃炎者，可长期饮用酸牛奶及酸性食物，有助于萎缩性胃炎的治疗。

急性胃肠炎

急性胃肠炎是指各种原因引起的急性胃肠道黏膜弥漫性炎症。多发于夏秋季节，多因饮食不洁、冷热不调、误食腐败有毒刺激性或不易消化的食物所致。临床表现为起病急骤，突然恶心、呕吐馊腐食物，腹痛腹泻，泻下物呈黄色稀水、恶臭，少数含有黏液，但无脓血。

中医学认为病位在脾胃与大小肠，因感受暑湿秽浊之气，饮食不洁，暴饮暴食，恣食肥甘或生冷不洁之品而损伤脾胃。主要病机为湿盛与脾胃功能障碍，以实证为主。一般分为寒湿困脾型、湿热下注型和食积滞中型。

治则　　清利湿热，调和肠胃。

方法　　采用直接刮法。

介质　　刮拭用油可选用刮痧油或石蜡油。

部位及选穴

背部　　大椎、大杼、膏肓、神堂、关元俞；

腹部　　天枢；

上肢部　　合谷、内关、曲池；

　　下肢部　　足三里、上巨虚、阴陵泉、曲泽、委中。

操作手法

（1）首先取俯卧位，操作者持握刮痧板，与皮肤成45°，由上而下、由内而外刮拭大椎、大杼、膏肓及神堂，配合刮拭穴位天枢、足三里、上巨虚、阴陵泉、曲泽及委中。

（2）以平补平泻为主，力度以受术者耐受为度，对选择的部位反复刮拭，至刮拭出痧痕为止。

辨　腹痛甚者加刮合谷、三阴交；恶心、呕吐加刮内关；发热加刮曲池；里急后重加刮关元俞。

疗程　一般1次显效，1～3次可治愈。

注意事项

　　患者常有呕吐、腹泻等症状，失水较多，因此需补充液体，可供给鲜果汁、藕粉、米汤、蛋汤等流质食物，尽量减少蔗糖的摄入，酌情多饮开水、淡盐水。

慢性肠炎

　　慢性肠炎是指由于各种原因引起慢性肠壁黏膜的炎症病变。主要临床表现为腹痛腹泻，腹胀肠鸣，大便稀薄或间有黏液，反复发作，缠绵难愈。

　　中医学将此证归因于脾胃功能障碍，大小肠功能失调。感受外邪、饮食所伤、情志失调属实证；脾胃虚弱、肾阳虚衰属虚证。

治则　补脾益肠。

方法　采用直接刮法。

介质　刮拭用油可选用刮痧油或石蜡油。

部位及选穴

　　背部　　肾俞、脾俞、大肠俞、次髎；

　　腹部　　下脘、天枢、气海、关元；

　　下肢部　　足三里。

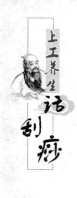

操作手法

（1）首先取俯卧位，操作者持握刮痧板，与皮肤成45°，由上而下或由内而外顺序刮拭肾俞、脾俞、大肠俞、次髎，从上至下沿膀胱经刮拭，穴位处重点刺激，出痧后翻身取仰卧位，刮下脘，自上而下刮拭气海、关元，最后刮足三里。

（2）力度以轻柔补法为主，对选择的部位反复刮拭，至刮出浅红色痧痕即止。

辨 属实证者大肠俞、次髎、下脘、天枢用泻法；属虚证者脾俞、肾俞、气海、关元、足三里用补法。

疗程 一般1次显效，5次为1疗程。

注意事项

日常注意饮食，不要过食寒凉及油腻之品。

胃下垂

胃下垂是由于胃支持韧带的松弛或胃壁的弛缓以致在站立时，胃下缘达盆腔，胃小弯弧线最低点降到髂嵴连线以下的病症。本病可由多种原因引起，如体形瘦长、腹肌不结实者；腹压突然下降；多次生育使腹肌受伤。患者多为瘦长体型，常伴有眩晕、心悸、乏力、直立性低血压等症状。

临床症状可见形体消瘦，食欲减退，腹部胀闷、疼痛，饭后饱胀感更明显，自觉有下坠感受或腰带束紧感。伴有恶心、嗳气、头晕、面色萎黄、全身乏力、心慌、失眠或腹泻与便秘交替出现等。行走、食后加重，平卧减轻。上腹部平坦，下腹部膨隆，腹肌松弛，肌力降低，稍压可触及腹内动脉搏动，常有振水音。胃肠钡餐造影有助于确诊。

中医学认为原因多为饮食失节，七情内伤，劳累过度，病后失养等。病机以气阴不足为本，夹气滞、痰饮、血瘀为标，有时标本互见。一般可分为脾虚气陷型、胃阴不足型、痰饮内停型和气虚血瘀型。

治则 补中益气，健脾和胃。

方法 采用直接刮法。

介质 刮拭用油可选用正红花油或石蜡油。

部位及选穴

背部 百会、膈俞、脾俞、胃俞；

腹部　中脘、天枢；

上肢部　内关、手三里；

下肢部　足三里。

操作手法

（1）持握刮痧板与皮肤成 45°，由上而下或由内而外顺序刮拭穴位，以益气健脾，升提止陷。

（2）力度以轻柔为主，对选择的刮痧部位反复刮拭，至刮拭出浅红色痧痕即止。

辨　属痰饮内停者中脘用泻法；属气虚血瘀者膈俞用泻法。

疗程　5～7 次为 1 疗程，治疗周期因病程长短及个人差异而异。

注意事项

（1）饮食应注意营养，少食多餐，忌食生冷与刺激性强、不易消化的食物。饭后可取头低脚高位，卧床休息片刻。

（2）生活起居要有规律，睡眠以仰卧及右侧卧位为佳。避免精神紧张、思虑过度、情志失调，才能使脾胃气机恢复正常。

功能性便秘

功能性便秘是指大便次数减少，排便间隔时间过长，粪便干燥难解，或欲大便而艰涩不畅、无力排出的一种病症。在正常情况下，食物通过胃肠道，经过消化、吸收后所剩糟粕的排泄需要 24～48 小时，若排便间隔超过 48 小时，即可视为便秘。时发时止，或排便艰涩不畅，或干燥坚硬，状如羊屎。原因有食物缺少纤维素，缺乏定时大便习惯等。

中医学认为多因排便动力缺乏，或津液枯燥所致；或年老体弱，气血双亏，津液不足，肾阳虚衰；或忧愁思虑，情志不畅，日久伤脾，脾运动功能低下。一般分热秘、寒秘、气秘、血秘，前两种多实，后两种多虚。

治则　润肠通便，行气导滞。

方法　采用直接刮法。

介质　刮拭用油可选用正红花油或石蜡油。

部位及选穴

背部　小肠俞、中髎；

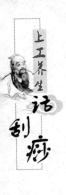

腹部　大横、腹结、天枢、外陵；

上肢部　支沟；

下腹部　足三里、上巨虚。

操作手法：

(1)持握刮痧板与皮肤成45°，由上而下或由内而外顺序刮拭穴位，以补益脾胃之气，消积导滞。

(2)各穴以重手法为主，对选择的刮痧部位反复刮拭，至刮拭出痧或有便意即止。

辨　属实者各穴以重手法、泻法为主；属虚者足三里、大横以补法为主。气滞湿阻型、湿热蕴结型、脾虚湿停型和脾肾阳虚型加刮胃俞、大肠俞、小肠俞、中脘。

疗程　1次即可见效，3～7次为1疗程。

注意事项

养成每天定时解大便的习惯，多吃绿叶蔬菜、黄豆、红薯等富含纤维素的食物，少吃辛辣刺激性食物。生活要有规律，避免精神刺激。

慢性非特异性结肠炎

慢性非特异性结肠炎的主要临床表现为反复发作或持续性的腹痛、腹泻、黏液脓血便等肠道症状；部分患者还有口腔黏膜溃疡、皮肤溃疡、结节性红斑、关节痛、结膜炎、虹膜炎、角膜炎等肠外表现；中、重度患者还可出现发热、营养不良、贫血甚或水、电解质紊乱。按病程经过可分慢性复发型、慢性持续型、急性暴发型和初发型等四种类型。

中医学认为本病病位与肝、脾、大肠诸脏腑有关，往往是多因素共同作用致病。基本病机为湿郁气滞于大肠。一般可分为气滞湿阻型、湿热蕴结型、脾虚湿停型和脾肾阳虚型。

治则　健脾祛湿。

方法　采用直接刮法。

介质　刮拭用油可选用正红花油或石蜡油。

部位及选穴

背部　脾俞、胃俞、大肠俞、小肠俞；

腹部　　中脘、天枢；

　　上肢部　　内关、手三里；

　　下肢部　　足三里、上巨虚、下巨虚。

操作手法

　　(1)持握刮痧板与皮肤成 45°，由上而下或由内而外顺序刮拭穴位，以清热祛湿为主，调气和血行滞。

　　(2)力度以受术者耐受为准，对选择的刮痧部位反复刮拭，至刮拭出痧痕即止。

辨　　属气滞湿阻和湿热蕴结者胃俞、大肠俞、小肠俞、中脘、天枢、上下巨虚用泻法；属脾虚湿停和脾肾阳虚者天枢、上下巨虚以泻法为主，脾俞、胃俞、大肠俞、小肠俞、中脘、足三里力度以轻柔补法为主。

疗程　　5～7 次为 1 疗程，治疗周期因人而异。

注意事项

　　注意劳逸结合，不可过度劳累，宜少量多餐，补充多种维生素。勿食生、冷、油腻、辛辣及多纤维素的食物，忌烟酒；注意食品卫生，避免肠道感染诱发或加重本病。避免精神刺激，解除各种精神压力。

消化性溃疡

　　消化性溃疡是以起病缓慢，反复发作的节律性、周期性上腹部疼痛为主要特征。胃溃疡的疼痛部位多在剑突下偏左，十二指肠溃疡疼痛部位多在剑突下偏右，疼痛性质可为钝痛、灼热痛、饥饿痛、刺痛，甚则刀割样疼痛等，常为反复性、局限性、节律性和周期性。胃溃疡多发生在进食后 1～2 小时，空腹时痛减或缓解，其规律是进食→疼痛→缓解；而十二指肠溃疡疼痛多在进食后 3～4 小时发生，餐前或睡前痛多，又称空腹痛，进食可缓解，其规律是进食→缓解→疼痛。可因寒冷、饮食、情绪的影响而诱发，服碱性药物后可缓解。

　　中医学认为消化性溃疡病位在胃，与肝、脾相关。频繁的七情刺激引起肝胃不和，以及长期饮食不节、劳倦内伤导致脾胃虚弱、气血失调而成。一般可分为肝气犯胃型、肝胃郁热型、脾胃虚寒型和胃阴亏虚型。

治则　　疏肝理气，制酸止痛。

方法　　采用直接刮法。

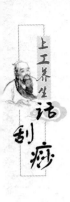

介质 刮拭用油可选用正红花油或刮痧活血剂。

部位及选穴

背部　脾俞、胃俞；

腹部　中脘、天枢；

上肢部　内关、手三里；

下肢部　足三里。

操作手法

（1）持握刮痧板与皮肤成45°，由上而下或由内而外顺序刮拭穴位，以顺气、散寒、除热、和胃止痛。

（2）力度以受术者感受舒适为准，对选择的刮痧部位反复刮拭，直至刮拭出痧痕为止。

辨 属肝气犯胃、肝胃郁热者中脘、胃俞、天枢用泻法；属脾胃虚寒和胃阴亏虚者脾俞、胃俞、足三里用补法。

疗程 隔日1次，5次为1疗程。根据疾病的缓急、病程长短及个人体质而决定。

注意事项

注意精神及饮食调理，避免过度紧张与焦虑。饮食宜温软、定时，并戒烟酒，养成良好的生活规律，服药要遵医嘱，足疗程。逢天气变化、生活节律变化、紧张焦虑，或出现溃疡病症状时，应及时服药，避免复发。

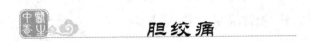

胆绞痛

胆绞痛是由于胆结石、急性胆囊炎、慢性胆囊炎、胆道蛔虫症和急性梗阻性化脓性胆管炎等引起的剧烈上腹疼痛，伴有恶心呕吐等症状。常在饱餐或进高脂肪餐后发作。疼痛剧烈，多在上腹部或右上腹，并放射至右肩部。痛时坐卧不安、弯腰，甚则哭喊、大汗淋漓、面色苍白、恶心、呕吐。一般初起较轻，时作时止，反复发作；久之则愈痛愈烈，绞痛难忍。其中胆道蛔虫症是由于肠道蛔虫上窜钻入胆道而引发，好发于儿童及青少年。临床主要表现为：突然发作剑突下阵发性"钻顶"样剧烈疼痛，面白肢厥，疼痛向背部放射。一次发作时限长短不一，多数较短暂，很少超过数小时。

中医学认为多因湿热、气滞、瘀阻和虫扰等所致，且多互为因果，相互兼挟为患。

治则　疏肝利胆。

方法　采用直接刮法。

介质　刮拭用油可选用正红花油或刮痧活血剂。

部位及选穴

　　头部　迎香、四白；

　　腹部　日月、中脘；

　　下肢部　阳陵泉、足三里、胆囊穴。

操作手法

（1）操作者持握刮痧板，与皮肤成45°，由上而下或由内而外刮拭头部、腹部及下肢部。

（2）迎香、四白宜点按；腹部及下肢穴宜重手法，尤其在阳陵泉和胆囊穴处。力度以受术者耐受为准，对选择刮痧的部位反复刮拭，直至面部皮肤发红，其余部位起痧为止。

疗程　1～2次为1疗程。

注意事项

　　日常要注意调节情绪，坚持治疗。饮食有节，避免过饥过饱，少食辛辣油腻等有刺激性的食物，并忌烟酒。

肾绞痛

　　肾绞痛多为肾及输尿管结石引起，常因激烈运动和多量饮水而诱发，临床表现为：腰部或腹部阵发性绞痛，可向下腹、外阴、大腿内侧放射，可伴有尿频、尿急、尿痛等泌尿系梗阻和感染症状。腰腹绞痛，剧痛难忍；或隐痛不止、尿血。多反复发作疼痛、缠绵难愈。

　　中医学认为多因湿热下注，尿液浓缩成石阻塞尿路，使下焦气机郁闭不通而痛。

治则　通淋止痛。

方法　采用直接刮法。

介质　刮拭用油可选用正红花油或石蜡油。

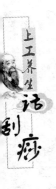

部位及选穴

　　背部　　肾俞、膀胱俞；

　　腹部　　关元、中极；

　　下肢部　　委阳、阴陵泉、三阴交、太溪、商丘。

操作手法

（1）持握刮痧板与皮肤成45°，由上而下或由内而外顺序刮拭穴位。

（2）各穴以重手法为主，对选择的刮痧部位反复刮拭，至刮拭出痧痕即止。

疗程　　1次即可见效。

注意事项

　　（1）刮痧法有明显的止痛作用，复发时再用仍有效，但此法仅为治标之法，如根治仍宜配合汤剂内治。

　　（2）刮痧法治疗的同时，可配合中药利尿排石，并进行跳跃活动，有助于结石的排出。

失　眠

　　失眠又称不寐，是指经常不能获得正常的睡眠。多见于神经官能症、更年期综合征，以及素体虚弱或慢性疾病者。临床表现有的是初睡困难，至半夜或天明始能入睡；有的是初睡时不困难，易入睡，至半夜醒后不能再入睡；有的是睡后不久即醒，时时中断，或入睡不熟，似睡非睡。

　　中医学认为：心肾不交型，证见心烦不寐或稍寐即醒、心悸不安、五心烦热、头晕耳鸣、腰膝酸软、遗精，舌红，脉细数；心脾两虚型，证见失眠、多梦易醒、醒后难以入睡、心悸健忘、饮食无味，或腹胀便溏、倦怠乏力，舌淡，苔薄白，脉细弱；肝郁化火型，证见失眠、多梦易醒、性情急躁易怒、胸胁胀满、善太息，舌红，苔黄，脉弦数；痰热内扰型，证见失眠、头重、心烦口苦、痰多、胸闷、恶心、厌食、目眩，舌质偏红，苔黄腻，脉滑数。

治则　　交通心肾，养心安神。

方法　　采用直接刮法。

介质　　刮拭用油可选用正红花油或石蜡油。

头颈部　风池、四神聪、安眠；

背部　大椎、心俞、肝俞、脾俞、肾俞；

上肢部　神门；

下肢部　丰隆、三阴交。

操作手法

(1)常规手法刮拭头面部各穴及神门、三阴交,采用点按法,一般根据患者的体质而定,体质强壮者采用泻法(重刮为泻),体质消瘦、年龄较大者采用补法(轻刮为补)。

(2)力度以受术者耐受为准,对选择的刮痧部位反复刮拭,直至刮拭出痧痕为止。

辨　属心肾不交者心俞用泻法,肾俞用补法;属心脾两虚者心俞、脾俞用补法;属肝郁化火者大椎用泻法;属痰热内扰者丰隆用泻法。

疗程　2周为1疗程,如效果较好可继续治疗2周。最好配合行为和饮食指导。

注　意　事　项

白天作适量的运动,晚餐应多吃清淡的食物,睡前喝杯加蜂蜜的牛奶也有助于安眠。

神经衰弱

神经衰弱是大脑皮质兴奋与抑止失去平衡引起的一种常见的神经官能症,是指由于精神忧虑或创伤、长期繁重的脑力劳动,以及睡眠不足等原因引起的精神活动能力减弱。临床表现复杂,患者的症状几乎可涉及所有器官系统,最常见的临床症状为:失眠多梦、头晕、疲倦无力、健忘、焦虑、忧郁等。尤以中老年人多见。中医辨证参考失眠分型。

治则　健脑补肾。

部位及选穴

头部　百会、太阳、风府、印堂、睛明；

胸部　膻中、期门、章门；

背部　心俞、胆俞、脾俞、肾俞；

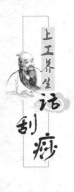

上肢部　曲池；

下肢部　血海、三阴交、行间。

操作手法

（1）常规手法刮拭头面部、胸背部各穴，采用点按法，一般根据患者的体质而定，体质强壮者采用泻法（重刮为泻），体质消瘦、年龄较大者采用补法（轻刮为补）。

（2）头胸部刮拭宜轻柔，力度以受术者耐受为准，对选择的刮痧部位反复刮拭，直至刮拭出痧痕为止。

辨　属心肾不交者心俞用泻法，肾俞用补法；属心脾两虚者心俞、脾俞、血海用补法；属肝郁化火者行间用泻法；属痰热内扰者胆俞、曲池用泻法。

疗程　1周为1疗程。

注意事项

可配合行为指导及情绪调节，应避免吃提神及刺激性的食物，如酒、咖啡。煎炸、辛辣食物会加重肾脏的负担，亦应少吃为佳。

头　痛

头痛是临床常见的自觉症状，既可单独出现，亦可并发于其他疾病，如五官疾病、血管及神经系统疾病等都可以引起头痛。

中医学认为头痛可分外感头痛和内伤头痛两大类。外感头痛起病较急，常伴有恶寒发热、鼻塞流涕等表证；内伤头痛起病缓慢，时发时止，缠绵难愈。又因其病邪随经络而致，故又有阳明头痛（前额痛）、太阳头痛（后头痛）、厥阴头痛（巅顶痛）和少阳头痛（偏头痛）之分。

治则　祛风除湿，通络止痛。

方法　采用直接刮法。

介质　刮拭用油可选用正红花油或石蜡油。

部位及选穴

头面部　头维、印堂、太阳、百会、风池、天柱、大椎、攒竹、阳白、阿是穴；

上肢部　列缺、合谷、曲池、外关；

下肢部　太冲、阳陵泉。

操作手法：

(1)常规手法,一般根据患者的体质而定,体质强壮者采用泻法(重刮为泻),体质消瘦、年龄较大者采用补法(轻刮为补)。

(2)力度以受术者感觉舒适为准,对选择的刮痧部位反复刮拭,直至刮拭出痧痕为止。

辨　外感表邪者加刮曲池、外关、大椎;阳明头痛加攒竹、阳白、合谷;少阳头痛加刮外关、阳陵泉、阿是;厥阴头痛加刮太冲、阿是;太阳头痛加刮列缺、天柱。

疗程　补法每日可以刮1～2次,12日为1疗程。一般对刮痧疗法有效的受术者3～5次就可以好转,头痛减轻,3个疗程之内临床症状消失。

注意事项

尽早就医,接受系统检查,排除器质性病变。

周围性面神经麻痹

周围性面神经麻痹亦称面神经炎、面瘫,是茎乳孔内急性非化脓性面神经炎,由于面神经受损而引起的面部肌肉运动功能障碍。临床主要表现为:额纹消失,不能皱额;口眼歪向健侧,笑时更明显;眼不能闭合,露睛流泪;鼻唇沟平坦;不能作鼓腮、吹哨、露齿等动作。通常急性起病,主要症状是一侧面部表情肌突然瘫痪,于数小时或1～2天内到达高峰。病初可有耳后或下颌角疼痛。多数病人于洗脸、漱口时发现口角漏水,嘴角歪斜。

中医学认为本病多由于人体正气不足,络脉空虚,风邪乘虚入中头面阳明脉络,使颜面一侧营卫不和,气血痹阻,经脉失养而发病。

治则　祛风通络。

方法　采用直接刮法。

介质　刮拭用油可选用正红花油或刮痧活血剂。

部位及选穴

头面部　阳白、迎香、颊车、地仓、太阳、攒竹、翳风、人中;

背部　风池、大椎;

上下肢　合谷、太冲、阳陵泉。

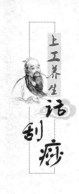

操作手法

(1)操作者持握刮痧板,与皮肤成 45°,先由上而下或由内而外顺序刮拭项背部穴,再刮颊车至地仓,然后刮上肢,最后重刮太冲。

(2)力度以受术者耐受为准,对选择的刮痧部位反复刮拭,直至刮拭至面部皮肤发红为止。

辨 不能抬眉加刮攒竹;鼻唇沟平坦加刮迎香;耳后痛加刮翳风(点按为主);耳鸣加刮阳陵泉。

疗程 隔日 1 次。5 次为 1 疗程,一般需治疗 3 周以上,病程持久者需长时间治疗。

注意事项

加强功能性锻炼,如:抬眉,双眼紧闭,鼓气,张大嘴,努嘴,示齿耸鼻。湿热毛巾热敷,每晚 3~4 次以上。勿用冷水洗脸,遇风、雨寒冷时,注意头面部保暖。

面肌痉挛

面肌痉挛又称面肌抽搐或阵挛性面肌痉挛,指面神经所支配的肌肉发作性无痛性阵挛性收缩,常始于眼轮匝肌随即波及到口轮匝肌,几个月至几年内逐渐加重。严重者整个面肌及同侧颈阔肌均可发生痉挛,眼轮匝肌严重痉挛时使眼睛不能睁开。安静时减轻,情绪紧张、疲劳、激动时加重,睡眠时消失。

面肌痉挛表现为电击样、抽搐发作,有间歇期,自己不能控制。发作时,半侧面肌强劲地、阵发性抽搐,眼睑紧闭,口角歪斜,抽搐时间短则数秒,长则十余分钟。严重影响视力、语言、饮食和工作。有时可与三叉神经痛同时发作。晚期患侧面肌无力萎缩,舌前 2/3 味觉可能丧失。

中医学认为:面肌痉挛是由于素体阴亏或体弱气虚引起阴虚、血少、筋脉失养或风寒上扰于面部而致,病位在面部阳经,与肝、脾、肾、胆、胃等脏腑相关;病性或虚或实。

治则 益气养血,滋阴舒筋,疏风散寒。

方法 采用直接刮法。

介质 刮拭用油可选用正红花油或刮痧活血剂。

头面部　下关、颊车、地仓、太阳；

项背部　风池、天柱、大椎、心俞、肾俞；

上下肢　合谷、太冲。

操作手法

（1）操作者持握刮痧板，与皮肤成45°，先刮拭项背部，由上而下或由内而外顺序刮拭，再刮颊车至地仓、太阳、下关，然后刮合谷、太冲；

（2）力度以受术者耐受为准，对选择的刮痧部位反复刮拭，直至面部皮肤发红为止。

（3）患侧以轻柔手法，健侧以稍重手法，下肢及项背部宜重刮。

疗程　隔日1次。5次为1疗程，一般需治疗3周以上，病程持久者需长时间治疗。

注 意 事 项

加强功能性锻炼，如：抬眉，双眼紧闭，鼓气，张大嘴，努嘴，示齿耸鼻。湿热毛巾热敷，每晚3～4次以上。勿用冷水洗脸，遇风、雨寒冷时，注意头面部保暖。

三叉神经痛

三叉神经痛是指三叉神经分支范围内反复出现的阵发性、短暂、闪电样、刀割样疼痛，无感觉缺失等神经功能障碍的一种病症。病因目前尚不清楚，客观检查无器质性损害，疼痛可因触及面部某一点（如谈笑、刷牙、洗脸时）而诱发，该处称为扳机点。临床主要表现为：三叉神经痛仅限于三叉神经感觉分布区内，通常多发生于三叉神经的第2支与第3支，单发于第1支者较少见。疼痛不扩散至后头部，多见于上下唇、鼻翼、眼眶等处，向外放射。多发于40岁以上，尤以女性为多。一般分为发作期与缓解期，发作期起病急骤，疼痛为阵发性，痛如刀割、锥刺、电击样阵痛，其来去突然，持续时间仅数秒至数分钟，频率自1天数次至1分钟多次，多深夜发作，患者可在熟睡中痛醒。在发作数周或数月后常可自行缓解数月至数年，即为缓解期。病程越长，发作越剧烈，缓解期越缩短。

中医学认为三叉神经痛多由风寒、风热阻络或肝火上逆、气虚瘀阻等原

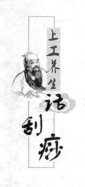

因所致。

治则 疏风散寒,温经通络,行气活血。

方法 采用直接刮法。

介质 刮拭用油可选用正红花油或刮痧活血剂。

部位及选穴

三叉神经第 1 支痛 阳白、攒竹、太阳、颊车、列缺;

三叉神经第 2 支痛 四白、巨髎、合谷;

三叉神经第 3 支痛 下关、颊车、大迎、承浆、合谷、侠溪。

操作手法

(1)三叉神经第 1 支痛:先刮阳白,再点揉攒竹、太阳、颊车,最后刮列缺;

(2)三叉神经第 2 支痛:先点揉四白,再点揉巨髎,最后刮合谷;

(3)三叉神经第 3 支痛:点揉下关、颊车、大迎、承浆,然后刮合谷、侠溪。

(4)力度以患者耐受为准,在各穴处施以手法,以平补平泻为主,对选择的面部刮痧部位反复刮拭,不要求出痧,皮肤变红即可。

疗程 一般 7 次为 1 疗程,即可治愈。少数病例较顽固,需长时间治疗。

📝 **注 意 事 项**

保持心情舒畅。长期坚持按摩治疗,可减少发作次数并减轻疼痛程度,如:捻掐环指两侧,每日数次;掐各趾蹼缘,重推足底各跖骨间隙及趾关节。

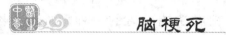 **脑梗死**

脑梗死是指供应脑部血液的某部位动脉因粥样硬化等原因,发生管腔狭窄或闭塞和血栓形成,导致急性脑供血不足而引起的局部脑组织坏死,又称为动脉粥样硬化血栓形成性脑梗死。临床表现为:发病前或可有反复发作的一过性局部肢体麻痹、乏力头晕等前驱症状,多在安静状态下或睡眠中急性或亚急性起病,常在数小时、半天或 1～2 天内症状达到高潮。以偏瘫、失语等症状最为常见。因受累血管之大小部位、程度、侧支循环等不同,症状差异极大,轻者可无症状,重者亦可导致昏迷、脑梗而死亡,致残率极高。

中医学认为:本病主要由于素体脏腑功能失调,气血、阴阳失去平衡,血脉凝涩,痹阻脑脉而并发中风。轻则仅局部肢体麻痹乏力,重则口眼㖞斜、半身不遂,亦可为闭为脱,残留偏瘫诸证难除,故宜及时综合救治。在生命体征稳定后可以配合采用刮痧治疗。

治则 行气活血,疏通经络。

方法 采用直接刮法。

介质 刮拭用油可选用刮痧活血剂或正红花油。

部位及选穴

头部 百会、人中、承浆、颊车、地仓、廉泉;

背部 哑门、大椎、至阳、命门、心俞、膈俞、肝俞、肾俞;

腹部 关元;

上肢 肩髃、曲池、内关、合谷;

下肢 环跳、委中、阳陵泉、足三里、三阴交、悬钟、太冲。

操作手法

(1)取侧卧位,操作者持握刮痧板,与皮肤成45°,由上而下或由内而外顺序刮拭背部,以疏通督脉及膀胱经;取仰卧位刮拭上下肢,刮拭路线尽量拉长。

(2)百会、人中、内关以点按为主,力度以受术者耐受为准;在各穴处施以手法,以平补平泻为主;合谷、太冲用泻法。对选择的刮痧部位反复刮拭,以出现痧痕为止。

辨 口眼㖞斜者自地仓向颊车刮拭;言语不利者加刮哑门、廉泉。

疗程 7次为1疗程,治疗时间根据疾病的病程长短及体质而决定,一般需长期坚持治疗。

注意事项

保持心情舒畅;合理用药,血压、血糖稳定控制在正常范围;保持大便通畅及足够的睡眠。

脑出血

脑出血通常指非外伤性脑实质内动脉破裂出血。出血部位约80%在大脑半球,20%在脑干和小脑。临床主要表现为:急骤起病,常以几分钟至1～2小时脑受损症状即可达到高峰。由于缺氧、缺血、脑水肿、脑血肿压迫而出现头痛、呕吐、意识障碍、抽搐等全脑症状和失语、偏瘫、偏盲、偏侧感觉障碍等脑部局部神经功能缺失症状,重者可出现脑疝或合并消化道出血等。

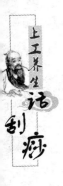

中医学认为,本病多由于平素脏腑阴阳失调,痰瘀隐伏与阻滞脑脉,加之恼怒等激发身中阳气之变动,阳化风动,血之与气,并走于上,直冲犯脑脉破血溢,清窍被扰、被蒙,脑脉被阻,轻则头晕头痛、口眼㖞斜、半身不遂,重则昏仆不省人事,为闭为脱。当采用综合手段进行救治,在生命体征稳定后可以配合采用刮痧治疗。

治则 行气活血,疏通经络。

方法 采用直接刮法。

介质 刮拭用油可选用刮痧活血剂或正红花油。

部位及选穴

头部　百会、人中、颊车、地仓、廉泉;

背部　大椎、至阳、命门、心俞、膈俞、肝俞、肾俞;

腹部　关元;

上肢　肩髃、曲池、内关、合谷;

下肢　环跳、委中、阳陵泉、足三里、三阴交、太冲。

操作手法

(1)取侧卧位,操作者持握刮痧板,与皮肤成45°,由上而下或由内而外顺序刮拭背部,以疏通督脉及膀胱经;取仰卧位刮拭上下肢,刮拭路线尽量拉长。

(2)百会、人中、内关以点按为主,力度以受术者耐受为准;在各穴处施以手法,以平补平泻为主;合谷、太冲用泻法。对选择的刮痧部位反复刮拭,以出现痧痕为止。

辨 后遗症期加刮关元;口眼㖞斜者自地仓向颊车刮拭;言语不利者加刮哑门、廉泉。

疗程 7次为1疗程,治疗时间根据疾病的病程长短及体质而决定,一般需长期坚持治疗。

📝 注意事项

保持心情舒畅;合理用药,血压、血糖稳定控制在正常范围;保持大便通畅及足够的睡眠。

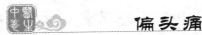

偏头痛

偏头痛是一种反复发作的血管性头痛,疼痛多在头部一侧,具有三个特

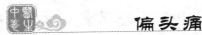

点：突然发作性头部剧痛，头痛可以自动或药物缓解而不留后遗症，惯于复发并有无痛间歇期。主要临床表现是在青春期发病，多有家族史，头痛有较明显的前驱期，通常以视觉症状最多见，如畏光、闪光、偏盲、短暂失明，少数可出现偏身麻木、轻瘫，前驱症状持续数分钟至半小时，随之是剧烈头痛，多在一侧额颞区、眼眶，再扩散至半侧头部，呈跳痛、胀痛、钻痛。同侧颞动脉可怒张，大量出汗甚至伴恶心呕吐，一次发作持续数小时，有时长达 2 日，发作后多数患者疲倦思睡。发作频度不定，多数患者数周发作 1 次，也可数日、数月或数年发作 1 次，发作间歇期患者完全正常。临床上亦有一部分患者无明显的先兆症状，头痛可为一侧、双侧或全头性，持续时间较长，为普通偏头痛。

中医学认为偏头痛病位在头，多属内伤头痛，本病多因风、火、痰、瘀以及肝、脾、胃、肾等脏腑功能失调，复感外邪而诱发，临床见之多虚实夹杂，本虚标实，上实下虚，发作期以实证为主，缓解期虚实并存。

治则 实证以疏风、化痰、祛瘀为法，虚证以补肾为法。

方法 采用直接刮法。

介质 刮拭用油可选用正红花油或石蜡油。

部位及选穴

头部 患侧头维、太阳、悬厘、百会、率谷、浮白、风池、完谷、天柱为主穴；

项背及四肢部 取颈椎两旁、大椎、肩井、陶道、华佗夹脊穴、（双）曲池、（患侧）列缺、合谷、外关为配穴。

操作手法

（1）手持刮痧板与皮肤成 45°斜角，从太阳穴起向后刮至后发际（风池穴），沿悬厘、率谷、浮白向后刮；头顶部（百会穴）处，向下刮至悬厘、率谷、完谷；每组刮痧 3 分钟，大椎、肩井、陶道穴处向外刮；华佗夹脊穴先由上往下，再由内向外刮；曲池、列缺、合谷沿经络往下刮。重点刮头维、太阳。

（2）力度以受术者耐受为准，在各穴处施以手法，以平补平泻为主，对选择的刮痧部位反复刮拭。

辨 实证者用泻法；虚证者天柱、外关用补法。

疗程 5 次为 1 疗程，大部分患者经 1～2 疗程刮痧治疗即可痊愈，少部分有所改善，小部分无效。

一 各科病症治疗

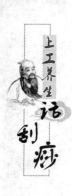

注意事项

劳逸结合,保证充足睡眠,防止过度疲劳。解除紧张情绪,不动怒,保持心情轻松愉快。

癫痫

癫痫是指脑部神经元反复发作的异常放电,导致短暂的突发性大脑功能障碍。根据异常放电神经元的部位和放电扩散的范围不同,临床上可表现为精神、意识、运动、感觉、植物神经等不同障碍,可单独或合并出现,而以意识丧失和抽搐较为常见。癫痫发作的形式是多种多样的,常见有癫痫大发作、小发作、局限性发作和精神运动性发作等四种。

中医认为癫痫之病位在脑,其病变脏腑主要在于肝、肾、脾。多反复发作,日久失治易致发作持续不停,势必影响五脏功能,导致五脏气血阴阳俱虚,或元气败脱而危及生命。一般分为风痰、痰火闭窍型和正气虚弱型,可在缓解期进行刮痧治疗。

治则 祛痰宁心。

方法 采用直接刮法。

介质 刮拭用油可选用刮痧油或石蜡油。

部位及选穴

头项部 人中、风池、风府、大椎;

上肢部 内关、间使、神门、合谷;

腹部 巨阙、关元;

下肢 足三里、丰隆、太溪。

操作手法

(1)持握刮痧板与皮肤成45°,先取俯卧位刮拭风池、风府、大椎,然后取仰卧位,由上而下或由内而外顺序刮拭其他穴位。

(2)力度以受术者耐受为准,在各穴处施以手法,以平补平泻为主,对选择的部位反复刮拭,直到刮拭出痧痕为止。

辨 属风痰、痰火闭窍型人中、风池、丰隆用泻法;属正气虚弱型关元、足三里、太溪用补法。

疗程 8次为1个疗程。

发作期不适合刮痧治疗；在治疗的同时，要调节患者的情志，忌饮浓茶、咖啡，忌烟酒等。

多发性神经炎

多发性神经炎是由于众多的全身性原因，引起肢体远端的多发性神经为主的轴突变性和节段性髓鞘脱失，主要表现为肢体远端对称性的感觉、运动和植物神经障碍的临床综合征。本病由于病因不同，病程可有急性、亚急性、慢性、复发性之别。可发生在任何年龄，大部分患者的症状在数周到数月内发展。临床表现有：①感觉障碍：四肢末端呈"手套、袜套"型感觉减退或过敏，可有肢端疼痛、烧灼或麻木感。②运动障碍：四肢远端肌力减退，引起垂腕、垂足，久病者肌肉萎缩。③反射障碍：四肢腱反射减低或消失。④植物神经障碍：肢体远端皮肤发凉、干燥、脱屑、变薄光亮、指（趾）甲松脆、多汗或无汗等。

中医认为主要病因是由于外来损伤或者禀受父母之肾气不足，导致患者精气不足、肝肾亏损（肝藏血主筋，肾藏精主骨，肝肾虚致精血亏损，精虚不能灌溉，血虚不能营养而废）；后天失养、脾气虚弱而致病。

治则　补益脾肾，行气活血。

部位及选穴

背部　　肝俞、脾俞、胃俞、肾俞；

腹部　　关元；

上肢　　手三里、曲池、内关；

下肢　　血海、三阴交、太溪、太冲。

操作手法

（1）取俯卧位，操作者持握刮痧板，与皮肤成45°，先刮背部，然后取仰卧位，刮腹部、四肢，四肢刮拭顺序为从近心端向远心端，均宜采用重手法。

（2）力度以受术者耐受为准，在各穴处施以手法，以平补平泻为主，对选择的刮痧部位反复刮拭，直至刮出痧痕为止。

疗程　此病疗程较长，5次为1疗程，并宜配合中药治疗。

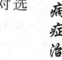

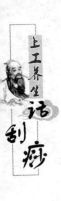

注意事项

建立良好的心态与康复的信心,减少心理负担,避免精神刺激和过度脑力、体力劳动。

类风湿性关节炎

类风湿性关节炎(简称类风湿,RA)是一种广泛的结缔组织疾病,为以关节为主的慢性全身性自身免疫性疾病。凡构成关节的各个部分组织均可受累,其突出的临床表现为对称性多关节炎,特别以手足指、趾、腕、踝等小关节最易受到侵犯。早期或急性期关节呈红、肿、热、痛和功能障碍,晚期关节强直或畸形,并有骨质破坏和骨骼肌萎缩,发病过程中可见发热、疲乏、贫血、皮下结节、心包炎、胸膜炎、血管炎、眼损害等病变。大多数情况下,虽不影响生命,但常造成严重残疾,丧失劳动能力,具有慢性、反复发作,进行性加剧,致残率高的特点。

中医学认为,六淫外邪尤其是风、寒、湿、热诸邪是本病发生和急性发作的重要外因;而肝、肾、脾诸脏虚损,气血阴阳不足是其内因。内外相合,邪阻经络,筋骨失养。

治则 祛风除湿,通络止痛。

方法 采用直接刮法。

介质 刮拭用油可选用正红花油或石蜡油。

部位及选穴

背部　大杼、膈俞、肝俞、脾俞、肾俞、小肠俞;

上肢部　合谷、阳池、手三里、曲池、尺泽、大陵、肩贞、肩髎、肩髃;

下肢部　环跳、阳陵泉、梁丘、足三里、委中。

操作手法

(1)操作者持握刮痧板,与皮肤成45°,由上而下或由内而外顺序刮拭背部、上肢部及下肢部的穴位,以疏通病变部位的经络。

(2)力度以受术者耐受为准,对选择的刮痧部位反复刮拭,平补平泻,直至刮拭出痧痕为止。

(3)膝关节有症状时按照刮拭膝关节的要求操作,具体如下:

①刮拭膝眼,先用刮板的棱角点按刮拭双膝眼,由里向外宜先点按深陷,

然后向外刮出;或在局部拔罐后再进行刮拭。

②刮拭膝关节前面部(足阳明胃经经过膝关节前面的部分):膝关节以上的部分从伏兔经阴市至梁丘,膝关节以下部分从犊鼻至足三里,从上向下进行刮拭。

③刮拭膝关节内侧部(足太阴脾经经过膝关节内侧的部分):刮拭穴位血海、曲泉、阴陵泉等。

④刮拭膝关节外侧部(足少阳胆经经过膝关节外侧的部分):刮拭穴位有阳关、阳陵泉等。

⑤刮拭膝关节后面部(足太阳膀胱经经过膝关节后面的部分):刮拭的穴位有殷门、委中、委阳等。

疗程 7次为1疗程,一般需治疗2～3个疗程。

注意事项

治疗的同时,要尽量注意避免风寒刺激。

尿路感染

尿路感染一般是指细菌侵犯尿路任何部位引起炎症的总称。依感染部位的不同,可分为上尿路感染(肾盂肾炎)和下尿路感染(膀胱炎、尿道炎)。尿路感染的临床表现范围很广,以尿频、尿急、尿痛为主症,可伴见寒战、发热、腰痛、头痛、腹部绞痛等症状。

中医学认为本病初起多因膀胱湿热,其病在膀胱腑,属于热证,日久湿热伤阴,而致阴虚;亦有因肾气虚亏,脾不健运而发展成阳虚,但阴虚多于阳虚,此属虚证。

治则 利尿通淋。

方法 采用直接刮法。

介质 刮拭用油可选用正红花油或刮痧活血剂。

部位及选穴

背部 膀胱经:双侧肾俞至膀胱俞;

腹部 任脉:关元至中极;胃经:双侧水道至归来;

下肢 脾经:双侧阴陵泉至三阴交;肾经:双侧复溜至太溪。

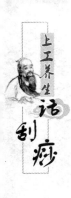

操作手法

（1）持握刮痧板与皮肤成 45°，由上而下或由内而外顺序刮拭背部、腹部及下肢，以利湿通淋。

（2）力度以受术者感受舒适为准，对选择的刮痧部位反复刮拭，直至刮拭出痧痕为止。

辨 实证者阴陵泉至三阴交用泻法；肾气虚弱者肾俞、关元、太溪用补法。

疗程 3～7 次为 1 疗程，根据疾病缓急、病程长短而决定。

注 意 事 项

注意泌尿道卫生，妇女月经期、妊娠期要注意会阴部清洁，以防尿路感染。

 # 前列腺炎

前列腺炎多因细菌、病毒、支原体、衣原体等侵入腺体所致。与房事不节、过度饮酒、会阴部损伤、急性尿道炎有关。多见于青壮年男性。临床主要症状为：尿频、尿急或小便淋漓不尽，尿道口常有白色分泌物，性欲减退、遗精等。

中医学认为是由于肾气亏损或湿热下注所致。病有急性与慢性之分，急性者多属实证，慢性者多属虚证。

治则 利尿通淋，活血化瘀。

方法 采用直接刮法。

介质 刮拭用油可选用正红花油或刮痧活血剂。

部位及选穴

背部 膀胱经：双侧肾俞至膀胱俞；

腹部 任脉：关元至中极；胃经：双侧水道至归来；

下肢 脾经：双侧阴陵泉至三阴交；肾经：双侧复溜至太溪。

操作手法

（1）持握刮痧板与皮肤成 45°，由上而下或由内而外顺序刮拭背部、腹部及下肢，以利湿通淋。

（2）力度以受术者感受舒适为准，对选择的刮痧部位反复刮拭，直至刮拭出痧痕为止。

辨 实证者阴陵泉至三阴交用泻法;虚证者肾俞、关元用补法。

疗程 10次为1疗程,治疗时间根据疾病缓急、病程长短而决定。

注意事项

戒酒,少抽烟,饮食宜清淡而有营养;戒除手淫等不良习惯,节制性生活;避免久坐,少穿紧身厚裤,不宜长时间骑自行车等。

尿失禁

尿失禁是一种临床常见的症状,是指病人不能控制排尿,致使尿液淋漓不尽,不自主外溢,或在咳嗽、喷嚏等腹压增加时有少量尿液外溢。多见于经产妇、体质虚弱(阳气虚)者和年老的妇女。男性老年人如果体质虚弱或患有前列腺肥大时也可发生。本病主要是由于老年动脉硬化,大脑皮层支配膀胱及尿道括约肌的功能障碍,或尿道括约肌受损、手术后疼痛等原因,引起膀胱收缩无力或膀胱、尿道括约肌松弛,从而发生尿失禁。常于打喷嚏、咳嗽、大笑、精神紧张时尿液有不同程度的遗出。

中医学认为主要是由于肾气虚弱,膀胱气化失职,开阖不利,或膀胱湿热,经气受损,通调无权所致。

治则 补肾固涩。

方法 采用直接刮法。

介质 刮拭用油可选用正红花油或刮痧活血剂。

部位及选穴

　　背部　肾俞、膀胱俞;

　　腹部　关元、中极;

　　下肢　阴陵泉、三阴交、太溪。

操作手法

(1)持握刮痧板与皮肤成45°,由上而下或由内而外顺序刮拭背部、腹部及下肢。

(2)力度以受术者感受舒适为准,对选择的刮痧部位反复刮拭,直至刮拭出痧痕为止。

辨 膀胱湿热者膀胱俞、中极、阴陵泉、三阴交用泻法;肾气虚弱者肾俞、

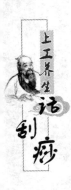

关元、太溪用补法。

疗程　10次为1疗程,治疗时间根据疾病缓急、病程长短而决定。

注意事项

(1)刮痧疗法对于习惯性遗尿和由于发育不良、尿道感染、精神紧张引起的遗尿有效。若合并尿道寄生虫感染,必须配合药物驱虫治疗后方有效;对隐形脊椎裂引起的遗尿症效果差;对泌尿生殖器官畸形引起的遗尿无效。

(2)对于精神、神经性尿失禁,及肌张力低下、尿道炎症者有效;对大脑、脊髓器质性病变引起的尿失禁疗效差。

尿潴留

尿潴留又称尿闭,是指排尿困难,甚至点滴不通,膀胱内存有大量的尿液不能随意排出的一种常见病症。根据病因临床上可以分成三类:①反射性尿潴留,由于膀胱、直肠、会阴等部位的炎症、创伤或产后、术后的疼痛刺激引起的膀胱括约肌痉挛所形成的尿潴留;②神经支配障碍性尿潴留,是由于脑脊髓病变、精神创伤、药物反应等神经支配障碍所导致的尿潴留;③堵塞性尿潴留,是指由下部尿路及其周围组织的炎症、肿块等机械性堵塞所导致。

中医学认为,主要是由于膀胱湿热、经气受损、膀胱通调无权所致,或肾气虚弱、膀胱气化失职所致。

治则　疏利三焦气机。

方法　采用直接刮法。

介质　刮拭用油可选用正红花油或刮痧活血剂。

部位及选穴

背部　肺俞、肾俞、膀胱俞;

腹部　中极、曲骨;

下肢部　足三里、三阴交。

操作手法

(1)取俯卧位,操作者持握刮痧板,与皮肤成45°,由上而下或由内而外顺序刮拭背部所选背俞穴处,施以轻柔手法,然后取仰卧位,先刮拭足三里、三阴交,再刮拭曲骨、中极。

（2）力度以受术者耐受为准，在各穴处施以手法，对选择的刮痧部位反复刮拭，直至刮拭出痧痕为止。

辨 膀胱湿热者膀胱俞、中极、三阴交用泻法；肾气虚弱者肾俞、足三里用补法。

疗程 7次为1疗程。

📋 注意事项

可配合在患者耻骨上区交替施以冷、热敷，刺激膀胱收缩以促其排尿。给患者听流水声进行暗示，诱导排尿。

慢性肾炎

慢性肾小球肾炎（简称慢性肾炎），许多人都认为是一个临床非常常见的疾病，其实这种观念是错误的，慢性肾小球肾炎不是独立性疾病，只是任何原发或继发性肾小球肾炎在进入终末期肾衰前的进展阶段，此时不同类型肾小球肾炎的病理和临床表现渐趋一致，出现蛋白尿、血尿、浮肿、高血压、肾脏缩小、肾功能减退、肾损害呈不可逆性。所有终末期肾衰病例中，约60%是由慢性肾小球肾炎引起。

慢性肾炎在中医属"水肿"、"肾虚"等范畴，分为六个证型：肺肾气虚、脾肾阳虚、肝肾阴虚、气阴两虚、气滞血瘀、下焦湿热。多以正虚（脾肾气虚、气阴两虚、脾肾阳虚、肝肾阴虚）为主证候，以邪实（外感、水湿、湿热、血瘀、湿浊）为兼证候。

治则 补虚泻实，利水消肿。

方法 采用直接刮法。

介质 刮拭用油可选用正红花油或刮痧活血剂。

部位及选穴

　　背部　脾俞、肾俞、命门；
　　腹部　中脘、关元、肺俞、肝俞、气海、水道；
　　下肢　三阴交、足三里、太溪。

操作手法

（1）持握刮痧板与皮肤成45°，由上而下或由内而外顺序刮拭30次左右。

（2）力度以受术者感受舒适为准，对选择的刮痧部位反复刮拭，直至刮拭

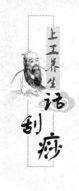

出痧痕为止。

辨　肺肾气虚者肺俞、肾俞、关元用补法;脾肾阳虚者脾俞、肾俞、命门、气海、关元用补法;肝肾阴虚者肝俞、肾俞、太溪用补法;气阴两虚者足三里、肝俞、肾俞、气海、关元用补法;气滞血瘀者三阴交用泻法,足三里用补法;下焦湿热者水道、三阴交用泻法。

疗程　30天为1疗程,治疗时间根据疾病缓急、病程长短而决定。

注意事项

应限制食盐摄入量,增强与疾病作斗争的信心。密切配合治疗,凡存在血尿、大量蛋白尿、明显水肿或高血压者,或有进行性肾功能减退者,均应卧床休息和积极治疗。

遗　精

遗精是指不因性交而精液自行外泄的一种男性疾病,多因性器官及性神经功能失调所致。病理性遗精的诊断主要依据下列症状:每周数次,夜晚睡眠甚至午睡或清醒时性兴奋和非性交状态下均有射精;婚后有正常性生活,但仍多次出现遗精;伴有记忆力减退、情绪消沉、头晕耳鸣、腰酸膝软等症状;精液量减少或过多,质稀淡、不黏、无味,精子含量较正常减低。

中医认为,有梦而遗称"梦遗",无梦而遗称"滑精"。遗精的病因尽管有先天禀赋不足,也有后天恣情纵欲、劳心过度、妄想不遂、湿热下注(过食肥甘、饮酒过度),但究其病机,造成封藏不固的原因以先天不足、禀赋素亏,或后天损伤过度,伤及元阴、元阳为主。

治则　补肾固封。

方法　采用直接刮法。

介质　刮拭用油可选用正红花油或石蜡油。

部位及选穴

　　背部　肾俞、心俞、志室、八髎;

　　腹部　关元、大赫;

　　下肢　三阴交、太冲。

操作手法

(1)持握刮痧板与皮肤成45°,由上而下或由内而外顺序刮拭背部、腹部及下肢,以利湿通淋。

(2)力度以受术者感受舒适为准,对选择的刮痧部位反复刮拭,直至刮拭出痧痕为止。

辨 梦遗者心俞、太冲、八髎用泻法;滑精者以补法为主。

疗程 7～14次为1疗程,治疗时间根据疾病缓急、病程长短而决定。

注意事项

正常遗精属生理现象,应排除不必要的思想顾虑,纠正错误观念,适当安排工作、学习、文体活动、休息睡眠等,防止过度疲劳。

阳痿

阳痿是指男性阴茎勃起功能障碍,表现为男性在有性欲的情况下,阴茎不能勃起或能勃起但不坚硬,不能进行性交活动而发生性交困难。

按发生的原因分类:①功能性阳痿:由于精神心理因素导致勃起无能,又称为精神性(或心理性)阳痿。②器质性阳痿:由全身代谢和局部病变引起,如血管性、神经性、内分泌、药物性等因素造成。在临床上多数器质性阳痿患者有续发性心理因素存在。

按阳痿表现分类:①原发性阳痿:指阴茎从无勃起进入女性阴道性交者。此类阳痿患者少见,预后不好。②继发性阳痿:指有过正常的勃起及性交,而后来发生阳痿者。此类患者多见,若治疗得当,预后较佳。③境遇性阳痿:是指只对特定的环境和对象发生阳痿,而改换场合和对象又能够性交成功者。

历代医家认为阳痿与肝、肾、阳明三经有密切关系,因为阴茎为厥阴肝经所达,为宗筋所聚;阳明主润宗筋,阳明气衰,则宗筋不振;而肾藏精又主肾气,肾气虚弱,则阳事不举,故发生阳痿。主要为虚证,以肾气虚弱为主,少数为湿热下注所致。

治则 温补肾阳,兼清湿热。

方法 采用直接刮法。

介质 刮拭用油可选用正红花油或石蜡油。

部位及选穴

　　　　背部　心俞、肝俞、脾俞、肾俞、次髎;
　　　　腹部　关元、大赫;

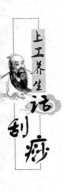

下肢　曲泉、复溜、三阴交。

操作手法

（1）持握刮痧板与皮肤成 45°，由上而下或由内而外顺序刮拭背部、腹部及下肢，以利湿通淋。

（2）力度以受术者感受舒适为准，对选择的刮痧部位反复刮拭，直至刮拭出痧痕为止。

辨　肾气虚弱者诸穴均用补法；湿热下注者次髎、三阴交用泻法。

疗程　7～14 次为 1 疗程，治疗时间根据疾病缓急、病程长短而决定。

注意事项

阳痿患者的体质偏虚者较多，应适当增加营养，膳食以软食为主。四时适当进食滋养及温补性食物，如羊肉、狗肉、牛肉、鸡肉、鸟类、鱼类、脊骨汤、枣、莲子、核桃等，忌生冷寒凉及肥腻食物。少数湿热下注者，饮食宜清淡，忌肥甘厚味、煎炒温热。

早　泄

早泄系指性交过程中射精过早而言，早泄的病因绝大多数为心理性的，如青少年患手淫癖、婚前性交、婚外性生活、夫妻性关系不谐，多会导致心情焦虑、情绪紧张，使大脑或脊髓中枢兴奋性增强而致早泄；另有少数为器质性病变引起，如慢性前列腺炎、精囊炎、包皮系带短、尿道下裂等。早泄常为阳痿的前驱症状，或二者共同存在，故应早作治疗。

中医认为早泄主要为湿热或相火扰动，或肾气亏虚，精关失固，精液封藏失职而成。

治则　补肾固封，清热除湿。

方法　采用直接刮法。

介质　刮拭用油可选用正红花油或石蜡油。

部位及选穴

背部　命门、肾俞；

腹部　关元、中极；

下肢　足三里、三阴交、太溪。

操作手法

（1）持握刮痧板与皮肤成 45°，由上而下或由内而外顺序刮拭背部、腹部及下肢，以利湿通淋。

（2）力度以受术者感受舒适为准，对选择的刮痧部位反复刮拭，直至刮拭出痧痕为止。

辨　湿热者三阴交用泻法；肾气亏虚者各穴均用补法。

疗程　7次为1疗程，治疗时间根据疾病缓急、病程长短而决定。

注意事项

本病虚证为多，饮食调理偏于补益，忌生冷寒凉。阴虚火旺者，以补阴为主，忌用温燥之品，除一般米面、蔬菜外，可佐以淡菜、海参、枸杞子、银耳、蜂蜜等；肾气不固者，应配合核桃、栗子、鱼虾、黑豆、莲子之类。

痔 疮

由于妊娠、局部炎症、辛辣食物刺激等原因导致直肠黏膜充血或静脉回流受阻，而使局部静脉扩大曲张或团形成痔。腹压增高、痢疾、肠炎、寄生虫、肛门皮肤病、肛门脓肿均能损伤直肠黏膜及黏膜下肌层，使血管等组织脆化充血扩张。本病为多发病，成年人发病率为 50％～70％，男性多于女性，多随年龄增长而逐渐加重。临床分为内痔、外痔和混合痔三种，外痔一般无症状，内痔常见便血、血色鲜红、痔核脱出、肛门瘙痒等症。

中医学认为痔疮主要是由于人体阴阳失调，加之外感、内伤、六淫、七情等因素所致，归纳起来主要有饮食不节、情致失调、劳累过度、脏腑虚弱、妇人妊娠等原因。一般分为湿热瘀滞和气虚下陷两种证型。

治则　清热导滞，益气升提。

方法　采用直接刮法。

介质　刮拭用油可选用正红花油或刮痧活血剂。

部位及选穴

头部　百会；

背腰骶部　膈俞、肾俞、关元俞、次髎、长强；

下肢部　承山、足三里、丰隆。

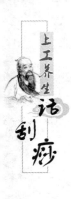

操作手法

(1)取俯卧位,操作者持握刮痧板,与皮肤成45°,从膈俞向腰骶部方向刮拭,刮拭面尽可能拉长。

(2)力度以受术者耐受为准,在各穴处施以手法,对选择的刮痧部位反复刮拭,直至刮拭出痧痕为止。

辨 腰骶部穴位宜泻法为主。湿热瘀滞者承山、丰隆用泻法;气虚下陷者百会宜点按,足三里以补法为主。

疗程 7次为1疗程。

注意事项

(1)应避免重体力劳动,多食新鲜蔬菜,饮食清淡,忌食辛辣刺激性食物,并忌烟、酒。

(2)平时避免久坐,加强提肛功能锻炼。养成定时大便习惯,以保持大便通畅,防止便秘。

中 暑

中暑是发生在夏季的一种急性病症,多因在夏季烈日之下暴晒,或在高温环境下长时间作业而引起。临床主要表现为:猝然头昏、头痛、心中烦乱、无汗、眼发黑、恶心、倦怠、四肢发冷、指甲与口唇乌青,甚则口噤不能言、神昏、转筋抽搐;或壮热、烦躁,或汗出气短、四肢逆冷、神志不清、血压下降;或腹痛剧烈、欲吐不出。

中医学认为本病是感受暑热或暑湿秽浊之气,致邪热郁蒸、气血滞塞、正气耗伤而发病。轻者为"伤暑",重者为"暑风"或"暑厥"。

治则 醒脑开窍。

方法 采用直接刮法。

介质 刮拭用油可选用刮痧油或石蜡油。

部位及选穴

项背部 督脉及相应夹脊穴、背俞穴;

胸部 天突至膻中。

操作手法

（1）取俯卧位，操作者持握刮痧板与皮肤成45°，从头项部向足跟方向刮拭，刮拭面尽可能拉长，待表皮出现斑点（痧）、色鲜红或暗红、有明显疼痛甚至拒刮，再行痛点短刮加强至皮色变得更深暗为止。

（2）翻身取仰卧位，刮拭胸前，应从内向外依次进行，但两侧锁骨上皮肤要留在最后刮拭，因刮拭此处会剧痛难忍。

（3）力度以受术者耐受为准，在各穴处施以泻法，对选择的刮痧部位反复刮拭，直至刮拭出痧痕为止。

疗程　　一般1次见效，对轻度中暑者可使头昏眼花、四肢无力、胸闷心悸等症状消失或明显缓解，对重症中暑亦可达到起效快、缩短疗程的目的。

注意事项

刮痧后喝一杯温开水，以补充体内消耗的津液。半小时内不要冲冷水澡，不要吹冷风，可洗热水澡，或者边洗边刮亦可。

甲状腺功能亢进

甲状腺功能亢进症简称甲亢，是由于甲状腺功能增高，分泌过多的甲状腺素，引起氧化过程加快、代谢率增高的一组常见内分泌疾病。临床上以弥漫性甲状腺肿大伴甲状腺功能亢进和结节性甲状腺肿大伴甲状腺功能亢进为多见，约占甲亢患者的90%左右。本病多见于女性，男女之比约为1：4～1：6，以20～40岁的中青年为多见。

典型的临床表现包括甲状腺素过多引起的代谢率增高和神经兴奋两大症状群。代谢率增高表现为食欲亢进、体重减轻、心率加快、疲乏无力、喜凉怕热、皮肤温暖、潮湿多汗，还可以出现胸闷气短、腹泻、大便不成形等症状。神经兴奋常表现为神经过敏、性情紧张、急躁、易激动、失眠多梦。病情严重者可出现忧郁、狂躁等精神失常表现。

甲亢在中医根据主症的不同，属"汗证"、"口疮"、"麻木"、"瘿病"、"心悸"等范畴，气滞是导致甲亢的最主要病因。

治则　　行气活血，化瘀消瘿。

方法　　采用直接刮法。

介质　　刮拭用油可选用正红花油或石蜡油。

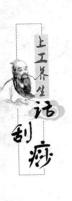

部位及选穴

项背部 风池、风门、肾俞及膀胱经（风门至肾俞）；

颈部 人迎；

胸部 天突；

上肢 内关、神门、手三里；

下肢 太冲、阴陵泉、三阴交。

操作手法

（1）操作者持握刮痧板，与皮肤成 45°由上而下或由内而外顺序刮拭胸背部、颈部及下肢，以利湿通淋。

（2）刮风池、风门、肾俞及膀胱经（风门至肾俞）、人迎、阴陵泉、三阴交穴；点揉天突、内关、神门、手三里、太冲穴。

（3）力度以受术者耐受为准，注意刮拭人迎穴要用轻手法，以减轻对甲状腺的刺激，对选择的刮痧部位反复刮拭，直至刮拭出痧痕为止。

疗程 7 次为 1 疗程，一般需治疗 3 个疗程以上，治疗时间根据疾病缓急、病程长短而决定。

注 意 事 项

合理安排工作、学习与生活，发病期间要保证充足的休息，避免劳累。解除不良情绪或不必要的心理负担，提高控制情绪的能力。忌烟酒、辛辣、发物等。

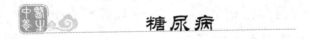

糖尿病

糖尿病是一组病因和发病机理尚未完全阐明的内分泌-代谢性疾病，因胰岛素分泌绝对或相对不足以及靶细胞对胰岛素敏感性降低，引起糖、蛋白质、脂肪和继发的水、电解质代谢紊乱，而以高血糖为特征。临床表现主要有以下几个方面：①代谢紊乱综合征，一般有下列典型症状：多尿、烦渴多饮、善饥多食、疲乏、消瘦、虚弱。②糖尿病慢性病变：心血管病变、糖尿病慢性肾病、眼部病变、神经病变、皮肤及其他病变。③糖尿病急性病变：糖尿病酮症酸中毒、高渗性非酮症性昏迷，糖尿病乳酸性酸中毒。④糖尿病合并感染：呼吸道、泌尿道、肝胆系统及皮肤、口腔感染等。查空腹血糖≥7.0mmol/L 可诊断为糖尿病。

中医学认为消渴的病变脏腑着重于肺、胃、肾，而以肾为关键。其发病的内在因素为素体阴亏,禀赋不足;外因诸如:饮食不节,过食肥甘,形体肥胖,精神刺激,情志失调,外感六淫,或伤邪毒,劳欲过度,损耗阴精等。基本病机为阴津亏耗,脾气虚弱,燥热偏盛,瘀血阻滞或痰湿内盛。(西医学中的糖尿病、尿崩症、甲状腺功能亢进、精神性烦渴,可参考本病辩证论治。)

治则 补脾益肠。

方法 采用直接刮法。

介质 刮拭用油可选用刮痧油或石蜡油。

部位及选穴

腹部 天枢、大横、气海、关元;

背部 华佗夹脊、肺俞、脾俞、肾俞;

下肢 梁丘、足三里、丰隆、血海、公孙。

操作手法

(1)取俯卧位,操作者持握刮痧板与皮肤成 45°,从颈项部向腰骶部方向刮拭华佗夹脊穴,刮拭面尽可能拉长,从上直下沿脊柱两侧刮拭,在第 3、8、11、14 脊椎旁夹脊穴处重点刺激,出痧后翻身取仰卧位,刮天枢、大横,自上而下刮拭气海、关元,最后刮下肢各穴,以出痧为度。

(2)力度以受术者耐受为准,在各穴处施以手法,以平补平泻为主,对选择的刮痧部位反复刮拭,直至刮拭出痧痕为止。

辨 属阴津亏耗者血海、肾俞用补法;属脾气虚弱者大横、脾俞、足三里、公孙用补法;属燥热偏盛者肺俞、天枢、梁丘用泻法;属瘀血阻滞者丰隆、血海用泻法;属痰湿内盛者天枢、丰隆用泻法。

疗程 8 次为 1 个疗程。

注意事项

(1)治疗期间不要突然停药,可经常自我检测,酌情逐渐减药量。

(2)糖尿病容易感染,刮痧时注意无菌操作,预防感染。

 慢性疲劳综合征

慢性疲劳综合征是以持续疲劳失眠、思维不集中以及身痛发热等全身衰弱疲劳为特征的疾病。现代医学对慢性疲劳综合征的病理机制不明确,多数

一 各科病症治疗

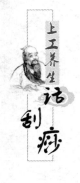

学者认为是人体长期处于高度紧张劳累状态,使大脑神经系统功能失调,免疫功能异常,导致机体各系统、多脏器功能紊乱。慢性疲劳综合征的主要症状为持续半年以上的疲劳感,活动量受限,排除其他引起疲劳的疾病。次要症状为与疲劳同时发生或继于疲劳之后出现以下症状,并持续存在或反复发生达半年以上:低热、咽痛、颈部淋巴结肿痛、全身肌肉软弱无力、肌痛、活动后持续疲劳达 24 小时、头痛、游走性关节痛及神经精神症状如抑郁、睡眠障碍、头痛头昏等,体温 37.5℃～38.5℃,局限性咽炎,颈部淋巴结肿大。确诊需与精神病、药癖等鉴别诊断。

中医学认为本病主要病机为情志不遂、劳逸失度、饮食不节、起居失常等因素导致人体气血不足,脏腑功能衰退,经脉之气运行不畅,阴阳平衡失调。

治则 补益肝肾,平衡阴阳。

方法 采用直接刮法。

介质 刮拭用油可选用刮痧油或石蜡油。

部位及选穴

项背部 督脉及膀胱经背部腧穴。

操作手法

(1)取俯卧位,操作者持握刮痧板与皮肤成 45°,从颈项部向腰骶部方向刮拭,刮拭面尽可能拉长。

(2)力度以患者耐受为准,在各穴处施以手法,以平补平泻为主,对选择的刮痧部位反复刮拭,直至刮拭出痧痕为止。

疗程 7 次为 1 疗程。

注意事项

在刮痧治疗的同时,要调节患者的情志,避免工作、生活的巨大压力,并养成良好的生活习惯,适当参加体育活动,按时休息。

血栓闭塞性脉管炎

血栓闭塞性脉管炎是一种累及血管的炎症和闭塞性疾病,本病病因尚未完全了解。一般认为与长期吸烟、患肢受寒、潮湿和外伤等因素有关。病变主要累及四肢,尤其是下肢的中小动、静脉。常见症状有:①疼痛:这是最突出的症状。轻者休息时减轻和消失,行走后复现或加重,形成间歇性跛行;重者疼痛剧烈而持续,形成静息痛,尤以夜间为甚,常使患者屈膝抱足而坐。②发凉和感觉异常:患肢发凉怕冷,以趾(指)端最明显,并有针刺、麻木或烧灼感。③皮肤色泽改变:皮肤颜色苍白或紫红色。④营养缺乏性变化:皮肤干燥、脱屑、皲裂,汗毛脱落,趾(指)甲变形和生长缓慢;小腿周径缩小、肌肉松弛、萎缩;趾(指)变细。⑤坏疽和溃疡:患肢趾(指)端发黑、干瘪,干性坏疽、溃疡形成。

中医称此病为"脱疽""十指零落"等,发病原因较复杂,一般因受寒冻过度,外伤后引起血管、神经损伤;忧思或房劳过度,使心、肝、肾、脾的功能失调,而导致经络、气血功能紊乱而发病。一般可分为虚寒型、湿热型、瘀滞型和热毒型。

治则 活血通经,利湿,解毒。

方法 采用直接刮法。

介质 刮拭用油可选用正红花油或石蜡油。

部位及选穴

背部　膀胱经:双侧膈俞至肝俞;

上肢　三焦经:患侧外关、中渚;

下肢　脾经:患侧血海、三阴交;膀胱经:患侧委中;胃经:患侧足三里至丰隆。

操作手法

(1)持握刮痧板与皮肤成45°,由上而下或由内而外顺序刮拭背部、上下肢。

(2)力度以受术者感受舒适为准,对选择的刮痧部位反复刮拭,直至刮拭出痧痕为止。

(3)如病变部位在上述施治部位处,当慎刮,尽量避开。可取病变部位以外同经其他穴位施治。

辨 属虚寒者外关、血海、足三里用补法;属湿热者三阴交用泻法;属瘀滞者膈俞、三阴交用泻法;属热毒者委中、丰隆用泻法。

疗程 7～10次为1疗程,治疗时间根据病程长短而决定。

注意事项

避免寒冷刺激。冬季宜穿长筒棉套,使患肢保暖。穿着宽大舒适的鞋袜,避免因局部磨擦、挤压而引起外伤。

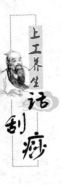
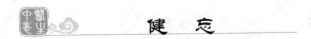

耳鸣、耳聋

耳鸣、耳聋都是听觉异常的症状。耳鸣是以耳内鸣响为主症;耳聋是以听力减退或听觉丧失为主症。因两者在临床上常同时并见,而且病因及治疗方法大致相同,故合并论述。

中医认为,本病多因暴怒、惊恐、肝胆风火上逆,以致少阳之气闭阻不通所致;或因外感风邪侵袭,壅遏清窍;或因肾气虚弱,精气不能上达于耳而成。前两种属实证,后一种为虚证。

治则 开窍聪耳。

方法 采用直接刮法。

介质 刮拭用油可选用正红花油或石蜡油。

部位及选穴

　　头颈部　风池、翳风、耳门、听宫为主穴;

　　背部　肾俞;

　　上肢部　外关。

操作手法

(1)操作者持握刮痧板,与皮肤成 45°,从听宫穴起沿耳廓后胆经循行线向后刮至后发际翳风、风池穴,刮拭肾俞、外关穴至起痧为度。

(2)力度以受术者感受舒适为准,在各穴处以平补平泻为主,对选择的刮痧部位反复刮拭,直至刮拭出痧痕为止。

辨 实证者外关、风池用泻法;虚证者肾俞用补法。

疗程 5 次为 1 疗程,部分受术者经 1~2 疗程刮痧治疗即可好转甚至痊愈,部分有所改善,小部分无效。

注意事项

耳聋、耳鸣是临床上较为顽固的一种疾病,病因很多,刮痧疗法对于神经性耳鸣效果较好,但容易复发,需要坚持治疗。平时应注意休息,避免过度劳累和精神刺激。

健　忘

健忘是指人的记忆力减退,是人体智能活动障碍的一种表现,表现为近期或远期记忆减退、易忘事、注意力不集中,重者不认识家人、不认得自家门等。导致健忘症的原因有脑出血、外伤等导致的脑损伤、慢性酒精中毒、阿尔茨海默氏症(老年痴呆症)、心理因素电击等。这种健忘症大体分为2类:忘记记忆障碍发生的时间地点以前的事叫做"逆行健忘";忘记该时间点以后的新发生的事情叫做"顺行健忘"。

中医认为衰老是本病之主要病因,主要表现在肝肾亏虚和机体阳气日见亏虚这两方面。由于肝肾亏虚,肝阳上亢则头昏目眩,耳鸣耳聋,腰膝酸软,肢体麻木;脾肾阳气亏虚或肾精亏损则脑髓失养,清阳不振,表现为精神萎靡不振、头昏目眩、耳鸣耳聋、健忘、动作迟缓,甚至痴呆;年老体衰,过食肥甘厚味或肝郁气滞,由此而产生的病理性产物——痰浊瘀血留积于血脉中,痰瘀交结则脑脉不畅,清窍蒙遏,清阳不得舒展亦可表现本病诸症。

治则 滋阴补肾,益气养血,化痰通窍。

方法 采用直接刮法。

介质 刮拭用油可选用正红花油或石蜡油。

部位及选穴

 头部 百会、太阳、天柱;

 背部 心俞、肾俞、膏肓、志室;

 上肢部 神门、内关;

 下肢部 足三里、太溪、丰隆。

操作手法

(1)操作者持握刮痧板与皮肤成45°,常规刮拭手法(以补法为主),由上而下或由内而外顺序刮拭头部、背部及上下肢部。

(2)力度以受术者感受舒适为准,在各穴处施以轻柔手法,对选择的刮痧部位反复刮拭,直至刮拭出痧痕为止。

辨 肝肾亏虚及脾肾阳虚者同基本操作;痰瘀阻络者太阳、丰隆用泻法。

疗程 2周为1疗程,如效果较好可继续治疗2周。最好配合行为和饮食指导。

📝 注意事项

(1)主要注意饮食调养,坚持适量运动。保证充足睡眠,因为深度睡眠时间过少,会使大脑处于"应激"状态,影响精神集中和回忆信息的能力。

(2)进行脑力活动,如读书看报、下棋、弹琴,或学一种新语言,均是很好

一 各科病症治疗

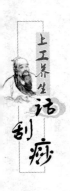

的脑力锻炼。

 # 肥胖症

肥胖症是指因脂肪沉积过多,体重超过标准体重 20% 者。主要表现为皮下脂肪厚,两颊、肩、腹壁皮下脂肪积聚显著。一般分为轻度、中度、重度 3 种类型。轻度肥胖常无症状;中度肥胖常畏热多汗、易疲乏、呼吸短促、心悸、腹胀、下肢浮肿;重度肥胖可出现胸闷气促、嗜睡,可并发冠心病、高血压、糖尿病、痛风及胆石症、脂肪肝等。

中医学认为本病多因食入高粱厚味或油腻食物过多,营养过剩,损伤脾胃而致脾胃虚弱或脾肾不足,从而导致新陈代谢功能紊乱,阴阳失调,致使体内脂肪沉积过多,日久则成本病。本病多为虚证,即有实证(多为脾胃蕴热)亦属本虚标实之象。

治则 健脾祛湿。

方法 采用直接刮法。

介质 刮拭用油可选用正红花油或石蜡油。

部位及选穴

背部 督脉及相应华佗夹脊;

腹部 天枢、大横、气海、关元;

上肢部 支沟;

下肢部 梁丘、足三里、丰隆、血海、公孙;

肥胖局部。

操作手法

(1)持握刮痧板与皮肤成 45°,由上而下或由内而外顺序刮拭穴位,先刮拭督脉及相应夹脊穴。

(2)各穴以较重手法为主,对选择的刮痧部位反复刮拭,至刮拭出痧痕即止。

辨 脾胃虚弱或脾肾不足等虚证表现者大横、气海、关元、足三里均用补法;脾胃蕴热等实证表现者天枢、梁丘、支沟用泻法。

疗程 8 次为 1 疗程,对肥胖局部每天轻手法连续刮拭可不起痧。

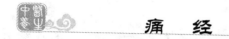

注意事项

  治疗同时应少吃高脂肪油炸食品、甜食,多吃蔬菜、水果、高纤维食物如麦麸、玉米、糙米、大豆、燕麦、荞麦、茭白、芹菜等。治疗中适当控制饮食,做到吃七八分饱即可,并配合一定的锻炼效果更佳。

妇科病症

痛　经

  痛经是指每次月经来潮及行经前后出现周期性小腹部疼痛,或痛引腰骶,严重时伴有恶心、呕吐,甚至剧痛晕厥者。临床上分为原发性痛经和继发性痛经:原发性痛经是指生殖器官无明显器质性病变的痛经,又称功能性痛经;继发性痛经指生殖器官的器质性病变如子宫内膜异位症、盆腔炎、子宫肌瘤等引起的月经期疼痛。功能性痛经易治愈,器官性病变痛经病程较长,缠绵难愈。

  本病归属于祖国医学的"痛经"、"经行腹痛"等病证范畴。主要是由于长期忧思恼怒、冒雨涉水、感受寒邪;或久坐、久卧湿地所致气滞血瘀、寒湿凝滞、不通则痛;或因脾肾虚寒、气血虚弱、胞脉失养所致。痛在经前,属寒凝气滞;痛在经期,属气滞血瘀;痛在经后,属气血两虚或肝肾不足。经前和经期痛多属实证,经后痛多属虚证。

治则 理气止痛。

方法 采用直接刮法。

介质 刮拭用油可选用正红花油或刮痧活血剂。

部位及选穴

   背部 肝俞、脾俞、肾俞、腰阳关、命门、八髎;

   腹部 中脘、下脘、关元、子宫;

   下肢 血海、三阴交。

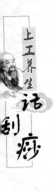

操作手法

(1)持握刮痧板与皮肤成 45°,由上而下或由内而外顺序刮拭背部、腹部及下肢,八髎和三阴交需重刺激。

(2)力度以受术者感受舒适为准,在各穴处施以轻柔手法,以平补平泻为主,对选择的刮痧部位反复刮拭,直至刮拭出痧痕为止。

辨 实证痛经肾俞用补法,八髎、三阴交用泻法;虚证痛经肝俞、脾俞、肾俞、关元、血海均用补法。实证痛经在经后 10 天开始治疗,虚证痛经在经前 3 ～5 天开始治疗。

疗程 8 次为 1 疗程,治疗时间根据疾病缓急、病程长短而决定。

注 意 事 项

(1)刮痧疗法治疗痛经,不但具有止痛作用,若在月经前数天施术,还有预防痛经的作用。对于原发性痛经效果较好,对于子宫内膜异位症、子宫肌瘤及内生殖器官异常等引起的痛经效果较差。

(2)平时要加强体育锻炼,注意情志的调节,消除焦虑、紧张和恐惧心理,并注意经期卫生;经期要避免剧烈运动和过度劳累,饮食忌寒凉。

月经不调

月经不调是指月经的周期、经量、经色、经质发生异常改变的一种妇科常见疾病,并伴有其他症状。月经周期或提前或延迟或无定期,经量或过多或过少,经色或鲜红或淡红,经质或轻稀或夹有血块等。

中医学认为,本病主要是由于长期忧思郁怒,导致气滞血瘀,冲任失调;或因经期冒雨涉水,过食生冷,久坐、久卧湿地,感受寒冷之邪,导致寒湿凝滞胞脉;或因素体虚弱、经期劳累过度等原因导致脾肾阳虚,胞脉失煦或气血统摄无权所致;月经先期多伴有月经过多,主要由血热迫血妄行或气虚统摄无权所致;月经后期多伴有月经过少,主要由血虚血海不能按时充盈,血寒使气血凝滞不通,气滞使经血不畅所致;月经紊乱多由肝郁气滞、气血逆乱、血海不宁或肾气不足、冲任不调、血海蓄溢失常所致。

治则 理气调经。

方法 采用直接刮法。

介质　刮拭用油可选用正红花油或刮痧活血剂。

部位及选穴

　　背部　肝俞、脾俞、胃俞、三焦俞、肾俞；

　　腹部　气海、关元、中极、子宫；

　　下肢　血海、三阴交。

操作手法

（1）持握刮痧板与皮肤成 45°，由上而下或由内而外顺序刮拭背部、腹部及下肢。

（2）力度以受术者感受舒适为准，在各穴处施以轻柔手法，以平补平泻为主，对选择的刮痧部位反复刮拭，直至刮拭出痧痕为止。

辨　月经先期之血热迫血妄行者，胃俞、三阴交用泻法；因气虚统摄无权所致者脾俞、肾俞、气海、关元均用补法。血虚所致月经后期者脾俞、关元、血海用补法；血寒者关元、肾俞用补法；气滞者三阴交、三焦俞用泻法。肝郁气滞所致月经紊乱者肝俞、三焦俞用泻法；肾气不足者肾俞、关元用补法。

疗程　8 次为 1 疗程，治疗时间根据疾病缓急、病程长短而决定。

注意事项

（1）本病一般应在经前 2～3 天开始治疗，经行期间不宜对下腹部的穴位进行刮痧治疗，至经后 2～3 天为 1 疗程，每月治疗 1 疗程。

（2）经期忌食生冷，避免精神刺激，减轻体力劳动。

急性乳腺炎

　　急性乳腺炎是哺乳期妇女的多发病、常见病，是乳房的急性化脓性炎症，多发生于产后哺乳期及回乳期。发展过程分三期：乳汁郁积期、蜂窝组织炎期、脓肿形成期。乳汁郁积期：病程早期有畏寒、发热等全身症状，继而乳腺肿胀疼痛，出现界限不清的肿块，伴有明显触痛，表面微红等；蜂窝组织炎期：炎症继续发展，有寒战高热，乳腺疼痛加剧，表面红肿发热，有波动感；脓肿形成期：炎症局部形成脓肿，表浅的脓肿波动明显，可向体表破溃，深部的脓肿若不及时切开引流可引起广泛的蜂窝状坏死灶。主要临床表现为寒战、高热，乳房红、肿、热、痛，乳房内很快形成脓肿，患侧腋窝淋巴结肿大，白细胞

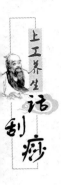

增高。

中医学认为本病多由于忧思恼怒、肝气郁结；或多食肥甘厚味，胃中积热；或乳头皮肤破裂，外邪侵入乳房导致脉络阻塞，排乳不畅，火毒与积乳互凝，而结肿成痈。

治则 活络通乳。

方法 采用直接刮法。

介质 刮拭用油可选用正红花油或刮痧活血剂。

部位及选穴

背部 肝俞、脾俞、胃俞；

胸腹部 膻中、乳根、期门、中脘、天枢；

四肢 曲池、足三里、行间。

操作手法

（1）持握刮痧板与皮肤成 45°，由上而下或由内而外顺序刮拭背部、胸腹部及四肢。

（2）乳房局部用刮痧板较厚的一边沿乳房周围向乳头缓慢向心性刮拭，以排除积乳。

（3）力度以受术者感受舒适为准，在背俞穴处施以轻柔手法，以平补平泻为主，对选择的刮痧部位反复刮拭，直至刮拭出痧痕为止。

辨 肝气郁结者期门、行间用泻法；胃中积热者中脘、天枢、胃俞用泻法；外邪侵入者曲池、乳根用泻法。

疗程 2 次为 1 疗程，治疗时间根据疾病的缓急、病程长短而决定。

📝 **注意事项**

（1）刮痧对乳汁郁积期效果最好，经过 1～2 次治疗可愈。蜂窝组织炎期一般需治疗多次才愈。

（2）在哺乳期间应保持乳头清洁，乳汁排泄通畅；炎症严重者应暂停哺乳，经常用吸乳器吸乳。

 **慢性盆腔炎**

盆腔炎是指妇女盆腔内生殖器官及其周围组织受细菌感染后引起的慢

性炎症。病变多局限在输卵管、卵巢和盆腔结缔组织,常见的有输卵管慢性炎症、输卵管积水、盆腔结缔组织炎等。临床表现有下腹部坠胀疼痛,腰骶部酸痛,小腹有块肿,月经紊乱,白带增多,于劳累、性交后及月经期加重。

中医学认为,本病多因寒湿凝滞或气滞血瘀所致,且兼挟湿热为多,常由急性盆腔炎反复发作转化而成;如湿热偏重,或积瘀化热,或挟肝热,又可引起急性或慢性炎症急性发作。一般分为气滞血瘀型、湿热与瘀互结型、脾虚肝郁型和肾阳虚型。

治则 清热利湿。

方法 采用直接刮法。

介质 刮拭用油可选用正红花油或刮痧活血剂。

部位及选穴

背部　肾俞、八髎;

腹部　子宫、归来、中极;

下肢　足三里、三阴交。

操作手法

(1)操作者持握刮痧板,与皮肤成45°,由上而下或由内而外顺序刮拭背部、腹部及下肢。

(2)力度以受术者感受舒适为准,在背俞穴处施以轻柔手法,以平补平泻为主,对选择的刮痧部位反复刮拭,直至刮拭出痧痕为止。其中子宫和八髎重刺激。

辨 气滞血瘀者足三里、三阴交用泻法;湿热与瘀互结者,三阴交、八髎用泻法;脾虚肝郁三阴交用泻法,肾俞用补法;肾阳虚者肾俞、足三里用补法。

疗程 8次为1疗程,治疗时间根据疾病缓急、病程长短而决定。

注意事项

(1)刮痧治疗盆腔炎,对急性者只作辅助治疗,有缓解症状作用;对慢性者,可单独应用。

(2)平时要注意经期卫生,在经期禁止性生活;流产后半月内禁止盆浴,一个月内禁止性生活。

(3)要解除思想顾虑,保持心情舒畅,增强治疗信心。注意营养,劳逸结合,进行适当的体育锻炼,以增强体质和提高机体抗病能力。

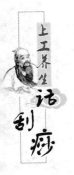

 带下病

带下病是指妇女阴道分泌物增多,色白、质稀、气腥,或色黄、质稠如涕如脓,连绵不断,并伴有色泽和质地改变者,是女性生殖系统疾病中的一种常见病症。导致带下病的原因很多,如生殖系统炎症、肿瘤、子宫后屈、肺结核、糖尿病、贫血、精神刺激和阴道异物等。

古代有五色带之名,尤以白带为多见。中医学认为本病多因脾虚湿热,或寒湿困脾而致冲任不固,带脉失约所致。

治则 祛湿止带。

方法 采用直接刮法。

介质 刮拭用油可选用正红花油或刮痧活血剂。

部位及选穴

背部 脾俞、肾俞、八髎;

腹部 气海、归来;

下肢 足三里、三阴交、太溪。

操作手法

(1)持握刮痧板与皮肤成45°,由上而下或由内而外顺序刮拭背部、腹部及下肢。

(2)力度以受术者感受舒适为准,在背俞穴处施以轻柔手法,以平补平泻为主,对选择的刮痧部位反复刮拭,直至刮拭出痧痕为止。

辨 脾虚湿热者脾俞用补法,八髎、三阴交用泻法;寒湿困脾者气海、肾俞、脾俞均用补法。

疗程 8次为1疗程,治疗时间根据疾病缓急、病程长短而定。

注意事项

本疗法不适用于癌性和阴道异物引起的带下病。

子宫脱垂

子宫脱垂是指子宫从正常位置沿阴道下降,至子宫颈外口达坐骨棘水平以下,甚至全部脱出阴道外口。临床表现为子宫脱垂,可反复发作,或伴有小腹、阴道、会阴部下坠感，腰腿酸软，小便次数增多，阴道局部糜烂，分泌物增多等。劳动后更加明显，自觉有块状物自阴道脱出。多因分娩造成宫颈、宫颈主韧带及子宫骶韧带损伤，支持组织未能恢复正常，导致子宫沿阴道向下移位。在过劳、剧咳、排便用力等情况下，常可引起反复发作。

中医学认为本病多因产后或产育过多，耗损肾气，胞脉弛松；或因脾胃虚弱，中气下陷；或肝经湿热下注等所致。一般可分为气虚型、肾虚型和湿热型。

治则 益气固托。

方法 采用直接刮法。

介质 刮拭用油可选用正红花油或刮痧活血剂。

部位及选穴

    头部　　百会；

    背部　　大椎、肾俞、八髎；

    腹部　　膻中、中脘、气海、子宫；

    下肢　　阴陵泉、三阴交。

操作手法

（1）操作者持握刮痧板与皮肤成45°，先刮拭百会、大椎，然后由上而下或由内而外顺序刮拭背部、腹部及下肢。

（2）力度以受术者感受舒适为准，在背俞穴处施以轻柔手法，以平补平泻为主，对选择的刮痧部位反复刮拭，直至刮拭出痧痕为止。

辨 气虚者膻中、气海用补法；肾虚者肾俞用补法；湿热者三阴交、八髎用泻法。

疗程 10次为1疗程，治疗时间根据疾病的缓急、病程长短而决定。

注 意 事 项

（1）产后需多卧床，防止子宫后倾；分娩后1个月内应避免增加腹压的活动。注意小腹保暖，节房事，可有利于巩固疗效。

（2）平时保持大便通畅，哺乳时间不宜过长。坚持做提肛锻炼，方法是做忍大便的动作，继而缓慢放松，如此一紧一松连续地做，每天2～3次，每次3～10分钟。

（3）防风寒，忌食辛辣燥烈之物。若能配用补中益气汤加枳壳，水煎内服，效果更佳。

一
各科病症治疗

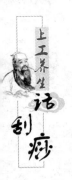

 # 产后缺乳

产后缺乳是指产妇哺乳期间,乳汁分泌过少或全无,不能满足喂哺婴儿的需要。临床症状为产后缺乳,抑或乳房胀痛,乳汁不行,可伴有心悸、气短、胸腹胀满等。现代医学认为,产后缺乳与孕前及孕期乳腺发育较差、分娩时出血过多、授乳方法不正确、过度疲劳、恐惧、不愉快等因素有关。

中医学认为本病多为气血虚弱,不能化生乳汁;或肝郁气滞,经脉涩滞不通所致。

治则 理气通乳。

方法 采用直接刮法。

介质 刮拭用油可选用正红花油或刮痧活血剂。

部位及选穴

> 背部　肝俞、脾俞、胃俞;
> 腹部　膻中、乳根、中脘、关元;
> 下肢　阴陵泉、三阴交、太溪、商丘。

操作手法

(1)持握刮痧板与皮肤成45°,由上而下或由内而外顺序刮拭背部、腹部及下肢。

(2)力度以受术者感受舒适为准,在背俞穴处施以轻柔手法,以平补平泻为主,对选择的刮痧部位反复刮拭,直至刮拭出痧痕为止。

辨 气血虚弱者脾俞、关元、膻中用补法;肝郁气滞者肝俞用泻法。

疗程 2次为1疗程,治疗时间根据疾病缓急、病程长短而定。

注意事项

在治疗期间要保持心情愉快,保证足够的营养;纠正不正确的哺乳方法,定时哺乳,每次哺乳尽量让婴儿吸空乳液,建立良性的泌乳反射。

产后尿潴留

产后尿潴留是指产后6～8小时膀胱充盈尿液不能自行排出,发生排尿困难和尿潴留。主要症状为小便不通,小腹胀满而痛。第二产程滞产,胎先露对膀胱颈及盆骨底长时间压迫,造成的暂时性神经支配障碍,膀胱尿道口水肿,若同时存在会阴切口的疼痛反射,三者可共同造成尿潴留。

中医学认为本病多因气血俱亏,膀胱和三焦气化失调所致;或因滞产胎儿压迫泌尿系器官时间过长所引起。

治则　疏利三焦气机。

方法　采用直接刮法。

介质　刮拭用油可选用正红花油或刮痧活血剂。

部位及选穴

　　背部　　肺俞、肾俞、膀胱俞;

　　腹部　　中极、曲骨;

　　下肢部　　足三里、三阴交。

操作手法

(1)持握刮痧板与皮肤成 45°,由上而下或由内而外顺序刮拭背部、腹部及下肢部。

(2)力度以受术者感受舒适为准,在背俞穴处施以轻柔手法,以平补平泻为主,中极采用泻法。对选择的刮痧部位反复刮拭,直至刮拭出痧痕为止。

辨　气血亏虚者肺俞、足三里用补法;气化失调者肺俞、膀胱俞用泻法;肝肾阴虚者肾俞用补法,太冲用泻法;脾肾阳虚者脾俞、肾俞均用补法。

疗程　7 次为 1 疗程。

注意事项

可给患者听流水声进行暗示,诱导排尿,效果更好。

更年期综合征

更年期综合征是指从中年过渡到老年阶段(女性 45～60 岁),妇女卵巢功能逐渐衰退直至完全消失,体内代谢机能减退,内分泌功能失调和植物神经功能紊乱的一组症状。临床表现有阵发性面部潮热、自汗、心悸、抑郁、易激、眩晕、血压异常、月经紊乱等。

中医学认为,妇女在绝经前后,肾气日衰,天癸将竭,冲任二脉逐渐亏虚,精血日趋不足,肾的阴阳易于失调,进而导致脏腑功能失常。可以是肾虚,或偏于阴虚,或偏于阳虚,或阴阳俱虚。肾阴虚不能上济于心,可导致心肾不

一　各科病症治疗

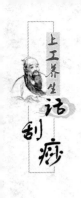

交,肾阴不足以涵养肝木,可致肝肾阴虚;肾阳虚不能温煦脾阳,可致脾肾阳虚。以上诸种病机,均可导致本病发生。

治则 滋补肝肾。

方法 采用直接刮法。

介质 刮拭用油可选用正红花油或刮痧活血剂。

部位及选穴

  头部　百会、太阳、风池、风府;

  背部　大椎、天宗、脾俞、肾俞;

  腹部　关元、气海;

  下肢　太冲、三阴交。

操作手法

(1)持握刮痧板与皮肤成45°,由上而下或由内而外顺序刮拭头部、背部、腹部及下肢。

(2)力度以受术者感受舒适为准,对选择的刮痧部位反复刮拭,直至刮拭出痧痕为止。

辨 肝肾阴虚者肾俞用补法,太冲用泻法;脾肾阳虚者脾俞、肾俞均用补法。

疗程 8次为1疗程,治疗时间根据疾病的缓急,病程长短而决定。

📝 **注 意 事 项**

症状较严重时,应到医院妇科就诊,在医生指导下对症处理,必要时补充雌激素治疗;精神症状明显时可短时期服用安定治疗。

儿科病症

小儿上呼吸道感染

上呼吸道感染是指从鼻腔到环状软骨下端部位的鼻、咽、喉粘膜炎症,一年四季均可发生。临床主要表现常有鼻塞、流涕、头痛、咽痛、咳嗽或发热,或扁桃体红肿、化脓。婴幼儿常可出现呕吐、腹泻、一时性高热、抽搐等兼症。

现代医学认为小儿由于上呼吸道的解剖特点,易为病毒或细菌感染,加之免疫功能不足,此症常有反复出现的现象,可为支气管炎、支肺炎、急性肾炎、风湿热,也可见于小儿常见急性传染病(麻疹、风疹、幼儿急疹水痘、脊髓灰质炎等)的前驱期。

中医认为小儿稚阳稚阴之体,脏腑娇嫩,肌肤薄弱,防御外邪能力差,加之不知自理,寒热失调,六淫之邪乘机从皮毛或鼻孔侵入,故表现为上呼吸道的症状。一般分为外感风寒和外感风热两型。

治则　治宜宣肺解表,或辛凉解表,或辛温解表。

方法　采用直接刮法。

介质　刮拭用油可选用正红花油或石蜡液。

部位及选穴

大椎,第1~3胸椎棘突两侧背俞穴及夹脊穴。

操作手法

(1)操作者持握刮痧板,与皮肤成45°,由上而下或由内而外顺序刮拭背部穴位。

(2)力度以患者感受舒适为准,沿脊柱及两侧刮至皮肤出现痧痕为止。

辨　因外感风寒者用补法,因外感风热者用泻法。

疗程　1次显效,2~5次治愈。

📝 **注 意 事 项**

第2次刮拭务要在前次刮拭的局部皮肤无明显疼痛或痧痕大多消退后再实施。

百日咳

百日咳是由百日咳嗜血杆菌引起的急性呼吸道传染病,临床主要表现为:阵发性痉挛性咳嗽和咳嗽终止时出现鸡鸣样吸气吼声,反复发作,可持续3个月以上,故名为“百日咳”。好发于冬春季节,5岁以下婴幼儿易于感染。发病前1~3周多有百日咳的接触史,年龄愈小,病情多愈重。若无并发症,预后一般良好。

本病归属于祖国医学的“钝咳”等病证范畴。多由于时行疫毒犯肺,肺气

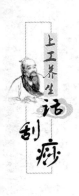

不宣,气郁化热,酿液成痰,阻于气道,上逆而致。

治则 清热宣肺,降逆止咳。

方法 采用直接刮法。

介质 刮拭用油可选用刮痧活血剂。

部位及选穴

背部 督脉:大椎至身柱;膀胱经:双侧风门至肺俞;

胸部 任脉:天突至膻中,前胸由内向外刮;肺经:双侧中府;

上肢 肺经:双侧尺泽至太渊;大肠经:双侧合谷;

下肢 胃经:双侧丰隆;肝经:双侧蠡沟。

操作手法

(1)操作者持握刮痧板与皮扶成45°,由上而下或由内而外顺序刮拭背部、胸部、四肢穴位。

(2)对体质较好者,可用力刮至受术儿童能够忍受为度;对体质较弱者,刮拭力量要柔和一些,刮至皮肤出痧。点、线、面结合,头胸部用力宜轻柔,背部及上下肢可重刮。

疗程 一般需治疗3次以上,方可有好的疗效。

注意事项

注意保证儿童充分休息,特别要保证夜间的睡眠。幼小婴儿尽量不惹其哭闹,较大的患儿,发作前应加以安慰,消除其恐惧心理。发作时可助患儿坐起,轻拍背部,并随时将口鼻分泌物和眼泪擦拭干净。

小儿腹泻

小儿腹泻是小儿常见的一种消化道疾病。一般多见于2岁以下婴幼儿,且多有乳食不节、饮食不洁或感受时邪等病史,可分为单纯性和中毒性两种类型。一年四季均可发病,以夏秋季节最多见。临床主要表现为大便次数增多(1天3~5次,甚至10余次),大便呈水样或蛋花汤样,或稀糊状,色黄或黄绿,带有不消化乳食及黏液。现代医学认为,本病与饮食、感染及免疫等因素有关。此外,气候突变及卫生习惯不良等,亦与本病有密切关系。

中医学认为小儿脾胃薄弱,无论外感邪气、内伤乳食等均可引起脾胃功能失调,运化功能失职,不能腐熟水谷,水谷不分,并走大肠,则成腹泻。一般分为风寒型、伤食泻型、湿热泻型和脾虚泻型。

治则　理肠止泻。

方法　采用直接刮法。

介质　刮拭用油可选用正红花油或石蜡油。

部位及选穴

风门、脾俞、胃俞、天枢、足三里、内关。

操作手法

(1)持握刮痧板与皮肤成45°,由上而下或由内而外顺序刮拭各穴。

(2)各穴以轻手法为主,对选择的刮痧部位反复刮拭,至轻微出痧即止。

辨　因风寒者风门补法;伤食泻型、湿热泻型天枢、足三里均用泻法;脾虚泻型脾俞、胃俞、足三里均用补法,以补益脾胃之气。

疗程　1次即可见效,3～7次为1疗程。

注意事项

(1)刮痧治疗小儿腹泻效果较好,尤其对于惧怕打针的儿童更加适宜。

(2)治疗期间应纠正不合理的饮食习惯,掌握哺乳和饮食的时间,给儿童以营养丰富容易消化的食物,不宜过饥或过饱。轻症停喂不易消化食物和脂类食物,重症应暂禁食,但一般不超过6～8小时,适量饮水以防脱水。

小儿营养不良

由于饮食供应不足,或摄入的食物不能充分吸收,或哺乳技术不适当,或长期腹泻,使小儿体重逐渐减轻、体内脂肪渐减、精神萎靡、腹部胀大、青筋暴露,影响生长发育,即称为营养不良症,属于中医"疳证"范畴。营养不良症多发生于1～5岁以下的婴幼儿。由于长期得不到足够蛋白质及热量,机体处于"饥饿状态",迫使消耗自身的组织。营养不良分有水肿和无水肿的营养不良症。有水肿主要是蛋白质缺乏,从虚胖到水肿,称为营养不良性水肿,无水肿是总热量及各种营养物质都缺乏。

中医认为,本病的发生主要是小儿脏腑娇嫩,脾常不足,乳食喂养不当或过食肥甘厚味、生冷或卫生习惯不良、感染寄生虫,或者病久体弱使脾胃的消化吸收功能受损,而致积滞伤脾,脾胃虚弱最终气血两虚而发病。一般可分

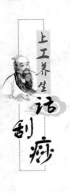

为积滞伤脾型、脾胃虚弱型、气血两虚型。

治则 健脾和胃。

方法 采用直接刮法。

介质 刮拭用油可选用正红花油或石蜡油。

部位及选穴

　　背部　　大椎、脾俞、胃俞；

　　腹部　　气海；

　　下肢　　百虫窝、足三里。

操作手法

(1)持握刮痧板与皮肤成45°,由上而下或由内而外顺序刮拭背部、腹部及下肢。

(2)力度以患儿感受舒适为准,对选择的刮痧部位反复刮拭,直至刮拭出痧痕为止。

辨 积滞伤脾者足三里、胃俞用泻法;脾胃虚弱、气血两虚者脾俞、胃俞、足三里用补法。

疗程 10次为1疗程,治疗时间根据疾病缓急、病程长短而决定。

注 意 事 项

　　刮痧疗法通过刺激与消化系统机能有关的穴位后,首先能有效地增进食欲,然后营养状况会慢慢改善。

 小儿周期性呕吐

　　周期性呕吐多发生于10岁左右的儿童,一般女多于男,发病原因目前尚不清楚。常见患儿每小时呕吐6～12次,发作一次可持续数小时至3个月,症状多在成年期消失。

　　中医认为小儿呕吐多由于伤食、胃热、胃实、肝气犯胃、惊恐等引起。

治则 和胃止呕。

方法 采用直接刮法。

介质 刮拭用油可选用刮痧活血剂或正红花油。

部位及选穴

背腰部　大椎、膈俞、肝俞、脾俞、胃俞；

腹部　巨阙、中脘、下脘；

上下肢　足三里、太冲、三阴交、公孙、内关。

操作手法

（1）在相应部位涂刮痧活血剂，持刮痧板以 45°平面向下刮拭。刮拭顺序为内关、背部穴位、腹部穴位、下肢穴位。

（2）足部皮薄，用力宜轻柔，否则会引起疼痛。

辨　因伤食、胃热、胃实者胃俞、足三里用泻法；因肝气犯胃、惊恐者肝俞、太冲用泻法。

疗程　3 次为 1 疗程。不同病因引起的恶心、呕吐，疗效亦不同，以无器质性病变及病变轻微者效果为好，病程长、病重体弱者疗效较差。

注意事项

如果刮痧治疗后较长时间仍未愈，应到医院详细检查，排除器质性疾病。

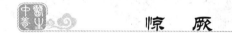

惊　厥

惊厥又称惊风，是小儿时期较为常见的中枢神经系统器质性或功能性异常的严重症状。主要表现为全身或局部抽搐痉挛，常伴神志障碍。随年龄不同而原因各异：婴幼儿期为高热、低血糖、低血钙；学龄前或学龄儿童可因菌痢、乙脑、大叶性肺炎及癫痫等，亦可因代谢性疾病或脑瘤而引起。

本病属中医学儿科四大证之一，中医认为本证原因较复杂，多种邪毒，逆传心包，则神明受扰，故神昏而抽搐；或多种邪毒，造成热极生风，或水亏木旺、柔不济刚而动风，责之于肝风。其中急惊风为外感时邪，痰热积滞，暴受惊恐；慢惊风由肝肾阴亏，或土虚木旺，或先天胎元受损所致，多见于湿热病后期，久吐久泻或妊娠期受惊。

治则　熄风解痉。

方法　采用直接刮法。

介质　刮拭用油可选用正红花油或刮痧活血剂。

部位及选穴

头颈部　人中、印堂、风池、大椎；

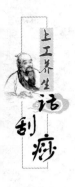

背部　大杼、风门、肺俞、心俞；

上肢　中冲、合谷、太渊、列缺、尺泽。

操作手法

（1）持握刮痧板与皮肤成 45°，由上而下或由内而外顺序刮拭头面颈项、背部、上肢。

（2）力度以受术儿童感受舒适为准，对选择的刮痧部位反复刮拭，直至刮拭出痧痕为止。

辨　急惊风者人中、大椎、合谷用泻法；慢惊风者平补平泻。

疗程　刮痧治疗 1 次即可见效。在惊厥停止后，作全面检查找出病因。

小儿厌食症

小儿厌食症是指无其他明显的症状，只表现为不想进食甚至厌食，或伴有食后腹胀。临床中极为多见，成人因其它疾病，在恢复期也常可见到。

中医学认为，本症多因脾胃不和、胃阴不足及脾气虚弱引起。此证迁延日久则容易导致气血耗损，后天亏虚，易患其他疾病。一般可辩证分为脾胃不合型、胃阴不足型、脾胃气虚型。

治则　健脾益气。

方法　采用直接刮法。

介质　刮拭用油可选用正红花油或刮痧活血剂。

部位及选穴

背部　脾俞、胃俞、大肠俞；

腹部　中脘、梁门；

下肢　足三里。

操作手法

（1）持握刮痧板与皮肤成 45°，由上而下或由内而外顺序刮拭背部、腹部及下肢。

（2）力度以受术儿童感受舒适为准，对选择的刮痧部位反复刮拭，直至轻微出痧痕为止。

辨　脾胃不和者脾俞、胃俞刮拭力度相同，平补平泻；胃阴不足者胃俞用补法；脾胃气虚者足三里用补法。

| 疗程 | 10次为1疗程,治疗时间根据疾病缓急、病程长短而决定。 |

注意事项

(1)小儿厌食症服用一般健胃药多不收效或收效较慢,刮痧疗法通过刺激与消化系统机能有关的穴位后,能有效地增进食欲,疗效较为迅速。还应遵循"胃以喜为补"的原则,以患儿喜爱的食物来诱导开胃,暂不考虑其营养价值,待其食欲稍增后,再按需要补给,可使顽固性厌食儿童获得食欲改善。

(2)引起小儿厌食症的原因很多,在治疗前应明确诊断,排除胃肠道器质性病变以及肠道寄生虫病。

高　热

发热是儿科临床最常见的症状之一,由于各种疾病的原因而使体温升高称为发热。小儿肛温＞37.8 ℃,或舌下温度＞37.5 ℃,或腋下温度＞37.4 ℃视为发热。目前通常以腋温为标准,但肛温准确性好。发热的分度分型尚无统一标准,一般认为:腋温37.5～38.0 ℃为低热,38.1～39.0 ℃为中度发热,39.1～40.5 ℃为高热,＞40.5 ℃为超高热。

高热常是一些疾病的前期症状,引起发热的病因可分为急性感染性疾病和急性非感染性疾病两大类。前者最为多见,如细菌、病毒引起的呼吸道、消化道、尿路及皮肤感染等,后者主要由变态反应性疾病如药物热、血清病以及植物神经功能紊乱和代谢疾病所引起。

本病属中医学"温病"范畴,其基本病机为"气营两燔"。

| 治则 | 清气凉营。 |

| 方法 | 采用直接刮法。 |

| 介质 | 刮拭用油可选用刮痧油或石蜡油。 |

部位及选穴

背部　大椎、风池、大杼、膏肓、神堂、风门;

手少阳　三焦经外关;

手阳明大肠经　曲池;

手太阴肺经　鱼际、列缺、合谷。

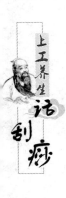

操作手法

（1）风池穴以点揉为主。

（2）持握刮痧板与皮肤成45°，由上而下或由内而外顺序刮拭背俞穴及膀胱经穴位，以驱除外邪。

（3）重刮大椎、大杼、膏肓、神堂及曲池、外关、鱼际等经穴部位3分钟左右，以局部出现痧点为佳；轻刮合谷、列缺、风门等3～5分钟。

疗程　　刮痧疗法1次即可见效。

注 意 事 项

刮痧除高热只是治标救急之法，热容易复起，在热势减缓之后，应到医院查明病因。

 # 遗尿症

小儿遗尿症又称夜尿症，俗称"尿床"，是指满3周岁的儿童在发育和智力正常，排尿功能正常的情况下，在夜间睡梦中不能自行控制而排尿于床上的病症，偶因疲劳或临睡饮水过多而遗尿不属病态。小儿遗尿的原因多为排尿功能失调，主要是控制膀胱排尿功能的神经系统，特别是大脑的排尿中枢发育迟缓所致。

中医学认为本病与肾气不足、心肾不交、脾虚气陷、肺气不调而致膀胱失约有关。

治则　　补肾固涩。

方法　　采用直接刮法。

介质　　刮拭用油可选用正红花油或刮痧活血剂。

部位及选穴

　　头部　　百会；

　　腹部　　关元、中极；

　　背部　　三焦俞、肾俞、膀胱俞、次髎。

操作手法

（1）持握刮痧板与皮肤成45°，由上而下或由内而外顺序刮拭百会、背部及腹部。

（2）力度以受术儿童感受舒适为准，对选择的刮痧部位反复刮拭，直至刮拭出痧痕为止。

辨 肾气不足、心肾不交者重点刮拭肾俞;脾虚气陷、肺气不调者重点刮拭三焦俞。

疗程 8次为1疗程,治疗时间根据疾病缓急、病程长短而决定。

📝 注意事项

(1)刮痧疗法治疗小儿遗尿症效果较好。在治疗初期,每晚睡前宜少喝水,家长定时叫醒儿童起床排尿,以提高疗效。但对某些器质性病变引起的遗尿症,应及时治疗原发病症。

(2)治疗期间应嘱家属密切配合,不应打骂儿童,避免精神刺激。对遗尿儿童应加强训练,定时唤醒排尿,更应纠正贪玩、过度疲劳、睡眠不足、傍晚饮水过多等诱因。

外科病症

颈椎病

颈椎病是指颈椎及其周围软组织发生病理改变或骨质增生等导致颈神经根、颈部脊髓、椎动脉及交感神经受压或受刺激而引起的综合症候群。临床主要症状为:颈肩臂疼痛、僵硬,疼痛可放射至前臂、手及指,指尖有麻木感,部分患者亦有头晕、头痛、恶心、耳鸣、耳聋、颈部压痛、行走不稳和肌肉萎缩等症状。本病好发于40岁以上的成年人,无论男女皆可发生。

中医学认为多因积劳成伤、气血阻滞、风寒湿邪趁虚而入,阻于经络;或气滞、痰浊、瘀血等病理产物积累,致经络瘀滞、风寒湿邪外袭、痹阻于太阳经脉,致筋骨不利而发病。

治则 活血通经。

方法 采用直接刮法。

介质 刮拭用油可选用刮痧油或正红花油。

一 各科病症治疗

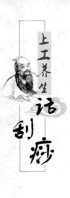

部位及选穴

颈部 风池、风府；

肩背上肢部 肩井、天宗、外关、合谷、液门；

下肢部 悬钟。

操作手法

（1）风池、风府穴以点揉为主。

（2）操持握刮痧板与皮肤成 45°，由上而下顺序刮拭颈肩部穴位，以舒筋活血。

（3）重刮肩井、天宗、外关、合谷、液门、悬钟等经穴部位 3 分钟左右，以局部出现痧点为佳。

疗程 1 次即可见效，7 次为 1 疗程。

注 意 事 项

刮痧治疗颈椎病只是改善局部营养代谢，缓解或消除颈椎病的临床症状，但不能消除椎体骨质增生。避免长时间低头屈颈工作，经常作颈部及肩部功能锻炼，避免感受风寒。另外，枕头高低应适中。

背肌筋膜炎

背肌筋膜炎亦称肌筋膜纤维组织炎、肌纤维综合征，是临床常见病、多发病。背肌筋膜炎是由于背肌和筋膜的急、慢性损伤，使二者之间产生无菌性炎症，造成组织间水肿、渗出，久之便形成粘连及纤维性变，引起背部疼痛、活动受限的一种疾病。其软组织的病变系由局部损伤或超负荷所引起，可有外伤后治疗不当、劳损或外感风寒等病史；多发于老年人，好发于两肩胛之间，尤以体力劳动者多见。常见症状有：背部酸痛，肌肉僵硬发板，有沉重感，疼痛常与天气变化有关，阴雨天及劳累后症状加重。背部有固定压痛点或压痛较为广泛，沿腰背肌行走方向常可触到条索状的改变，腰背功能活动大多正常。

中医学认为本病多因劳损、肝肾亏虚或外邪侵犯而使脉络、经筋受损，瘀血内积，闭塞不通所致。

治则 祛瘀通络。

方法 采用直接刮法。

介质 刮拭用油可选用正红花油或刮痧活血剂。

部位及选穴

大椎、天宗、阿是。

操作手法

（1）持握刮痧板与皮肤成 45°，由上而下或由内而外顺序刮拭背部。

（2）力度以受术者能耐受为准，对选择的刮痧部位反复刮拭，直至刮拭出痧痕为止，重点刺激所选穴位。

疗程　4 次为 1 疗程，治疗时间根据疾病缓急、病程长短而决定。

注意事项

在治疗的同时，要避免劳累，避免风寒刺激。

肩关节周围炎

肩关节周围炎即肩周炎，是指肩关节周围的肌肉、肌腱、滑囊以及关节囊等组织的一种慢性退行性炎性无菌疾病。临床主要表现为：局部有广泛性压痛，早期以疼痛为主，后期以功能障碍为主。患侧肩关节疼痛和肩关节活动逐渐受限，夜间尤甚，亦可为双侧性；日久患侧肩关节甚至上肢肌肉可出现废用性萎缩；在关节外展、上举、后伸和前旋等活动时活动明显受限。本病多发生在 40 岁以上中老年人，女性发病率高于男性，非体力劳动者多见。

中医学认为本病多因肝肾亏虚，气血虚弱，血不荣筋；或外伤后遗，痰浊瘀阻，复感风寒湿邪侵袭经络，使气血凝滞不畅，瘀阻经脉所致。

治则　温经通络。

方法　采用直接刮法。

介质　刮拭用油可选用刮痧油或正红花油。

部位及选穴

颈背部　大椎、风池、风府、哑门、肩井、天宗；

胸部　中府、云门、缺盆；

上肢部　肩髃、肩贞、臂臑、臑会、外关、曲池、合谷；

下肢部　足三里、条口。

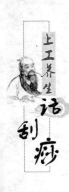

操作手法

（1）风池、中府穴以点揉为主。

（2）持握刮痧板与皮肤成45°，由上而下顺序刮拭肩部周围穴位，以活血通络。

（3）重刮大椎、肩井、天宗、条口及肩关节周围穴位3分钟左右，以局部出现痧点为佳；轻刮外关、曲池、合谷、足三里等穴位3～5分钟。

辨 因肝肾亏虚、气血虚弱者可加刮脾俞、肾俞；因瘀阻经脉者加刮膈俞。

疗程 7次为1疗程。

注意事项

（1）刮痧对本病有明显的减轻疼痛作用，但需多次治疗后患肢活动才能逐步恢复正常。

（2）在治疗期要加强功能锻炼，如爬墙锻炼、体后拉手、外旋锻炼；同时注意肩部保暖，避免过度劳累。

急性腰扭伤

急性腰扭伤是指腰部的肌肉、筋膜、韧带或小关节因过度扭曲或牵拉所致的损伤，多由搬抬重物用力过猛或身体突然旋转而引起。临床主要表现为：腰痛剧烈，腰不能挺直，俯、仰、转侧均困难，腰部肌肉紧张，压痛点明显，X线片无特殊显示。

中医学认为此证多由负重不当或过度扭曲而致关节筋肉络脉受损，气血壅滞所致。

治则 活血止痛。

方法 采用直接刮法。

介质 刮拭用油可选用骨灵涂液、刮痧活血剂或痹痛刮痧液。

部位及选穴

　　腰部　肾俞、志室、大肠俞；

　　下肢部　委中、承山。

操作手法

（1）取俯卧位，操作者持握刮痧板，与皮肤成 45°，在肾俞、志室、大肠俞一带寻找压痛点刮拭，由上而下或由内而外顺序刮拭以驱除外邪，然后再在委中、承山穴采用角刮法。

（2）力度以受术者能够耐受为准，对选择的刮痧部位沿经络循行方向连续刮拭，直至刮拭出痧痕为止。

疗程　最快为 1 次治愈，最慢 3 次活动恢复正常。

注意事项

平时搬抬物体时，应量力而行，不可强行从事；扭伤后应注意腰部保暖；患病期间避免性生活。

腰肌劳损

腰肌劳损主要是指腰骶部肌肉、筋膜、韧带等软组织的慢性损伤，多因长期劳累、习惯性不良姿势或急性损伤后治疗不彻底所致。临床表现为：腰部酸痛、无力或僵硬，有明显的腰部强力运动或反复扭伤史。疼痛部位不具体并逐渐加重，腰部活动受限，劳累后加重，休息可减轻并与气候变化有关。

中医学认为多因劳损、肝肾亏虚或外邪侵犯而致脉络、经筋受损，气血运行瘀滞，瘀血内积，闭塞不通所致。

治则　化瘀通络。

方法　采用直接刮法。

介质　刮拭用油可选用刮痧油或痹痛刮痧液。

部位及选穴

　　腰骶部　肾俞、大肠俞、秩边、八髎；

　　下肢部　委中、承山、足三里。

操作手法

（1）持握刮痧板与皮肤成 45°，由上而下或由内而外顺序刮拭背俞穴及膀胱经穴位，以驱除外邪。

（2）重刮肾俞、大肠俞、八髎及委中、承山等经穴 3 分钟左右，以局部出现痧点为佳；轻刮足三里 3～5 分钟。

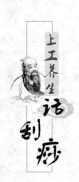

辨 肝肾亏虚者同前所述基本治疗;外邪入侵及劳损者重点刺激委中、承山。

疗程 7次为1个疗程。

📝 **注意事项**

避免久坐久立,以及长时间弯腰动作。

坐骨神经痛

坐骨神经痛是指在坐骨神经通路及其分布区内发生疼痛,为常见的周围神经疾病。临床分为原发性和继发性两类,原发性坐骨神经痛的发病与受寒、潮湿、损伤及感染有关;继发性坐骨神经痛为神经通路的邻近组织病变产生机械性压迫或粘连所引起,如腰椎间盘突出症、椎间关节、骶髂关节、骨盆的病变以及腰骶部软组织损伤。根据病因还可以分为根性坐骨神经痛与干性坐骨神经痛。前者多由脊椎病变所引起,如腰椎间盘突出症、脊椎肿瘤、结核等,疼痛可因咳嗽、喷嚏、弯腰等而加重;后者多由坐骨神经炎引起,发病较急。根性坐骨神经痛小腿外侧或足背皮肤感觉减弱明显,干性坐骨神经痛通路压痛较重。

临床主要表现为:臀部、大腿后侧、小腿后外侧和足部外侧疼痛。患者多有受寒或外伤史,疼痛多由臀部或髋部开始,向下沿大腿后侧、腘窝、小腿外侧和足背部外侧扩散,在持续性钝痛的基础上可有发作性加剧。根性坐骨神经痛常从腰部开始向下放射。

中医学认为本病多因风、寒、湿之邪客于足少阳经脉,致使该经气血阻滞所致。

治则 活血止痛。

方法 采用直接刮法。

介质 刮拭用油可选用正红花油或刮痧活血剂。

部位及选穴

背部　脾俞、肾俞、大肠俞;

下肢　少阳经:环跳、风市、阳陵泉、悬钟;太阳经:秩边、殷门、委中、承山。

操作手法

（1）持握刮痧板与皮肤成 45°，由上而下或由内而外顺序刮拭背部及下肢。

（2）力度以受术者感受舒适为准，对选择的刮痧部位沿经络循行方向连续刮拭，路线尽量拉长，直至刮拭出痧痕为止，腧穴处重点刺激。

疗程　8 次为 1 疗程，治疗时间根据疾病缓急、病程长短而决定。

注意事项

刮痧法治疗坐骨神经痛效果较好。在治疗过程中，患者应适当卧床休息，椎间盘突出者须卧硬床板，应注意腰腿部的保暖。体力劳作时应采取正确的姿势。

肋间神经痛

肋间神经痛指肋间神经分布区出现经常性疼痛，并有发作性加剧特征。原发性肋间神经痛较少见，病因主要与流感、疟疾等有关；继发性肋间神经痛多与邻近器官组织感染、外伤或异物压迫等有关。此外，髓外肿瘤和带状疱疹亦常引起本病。咳嗽、喷嚏、深呼吸时肋间疼痛加剧，疼痛剧烈时可向同侧肩背部放射。检查相应皮肤区域，感觉过敏、沿肋骨边缘有压痛。

本病归属于中医学的"胸胁痛"等病证范畴。多因情志失调、肝气不舒、复感风寒之邪，寒凝痹阻，容于胸胁部所致。一般分为肝气郁结、瘀血停着、肝阴不足、余邪窜络四型。

治则　和解止痛。

方法　采用直接刮法。

介质　刮拭用油可选用正红花油或刮痧活血剂。

部位及选穴

背部　肺俞、膈俞、肝俞、胆俞及相应夹脊穴；

胸部　中府、膻中；

下肢　太冲。

操作手法

（1）持握刮痧板与皮肤成 45°，由上而下或由内而外顺序刮拭背部、胸部及下肢。

一　各科病症治疗

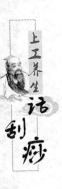

（2）力度以受术者感受舒适为准，对选择的刮痧部位反复刮拭，直至刮拭出痧痕为止。

（3）肝气郁结重点刺激肝俞、膻中；瘀血停着重点刺激膈俞；肝阴不足重点刺激肝俞、太冲；余邪窜络重点刺激膈俞、肺俞。

疗程　10 次为 1 疗程，治疗时间根据疾病缓急、病程长短而决定。

注意事项

（1）刮痧疗法对由闪挫劳损、感冒、风湿性、寒冷刺激、肥大性胸椎炎引起的肋间神经痛有治疗作用。

（2）肋间神经痛如因心脏病、脊髓病等引起，在治疗的同时，对引起本病的原发病进行积极治疗。

（3）注意休息，避免劳累。

肥大性脊柱炎

又称为增生性脊柱炎，指椎体软骨退变、骨质增生，以活动受限、晨起或长时间保持坐立姿势后改变体位时腰背部疼痛明显为特点的慢性骨关节病变，以腰 4、5 椎体部位为常发部位，好发于中老年。临床可见：腰背部酸痛不适，有压痛点，功能轻度受限，活动后症状减轻，活动多后症状又加重。

中医认为本病的病机可概括为正虚、邪实两方面。正虚主要表现为肝肾亏虚，气血不足，筋骨失养，此为发病之根本；邪实是在正虚的基础上，产生痰、瘀，或感受风寒湿邪及痰瘀阻滞经络，此为病之标。

治则　通督止痛。

方法　采用直接刮法。

介质　刮拭用油可选用正红花油或刮痧活血剂。

部位及选穴

　　背部　膈俞、气海俞、肾俞、关元俞、命门、腰阳关；

　　下肢　委中、承山、阳陵泉。

操作手法

（1）持握刮痧板与皮肤成 45°，由上而下或由内而外顺序刮拭背部及下肢。

（2）力度以受术者感受舒适为准，对选择的刮痧部位反复刮拭，直至刮拭出痧痕为止，重点刺激所选穴位。

辨 正虚者重点刺激气海俞、肾俞、关元俞、命门;邪实者在前基础上重点刺激膈俞。

疗程 10次为1疗程,治疗时间根据疾病缓急、病程长短而决定。

注意事项

注意病患局部的保暖,不可剧烈运动。

髌骨软化症

髌骨软化症又称髌骨软骨病、髌骨劳损,主要是由于膝盖在长期的屈伸中,髌股之间反复摩擦、互相撞击,致使软骨面磨损,是一种比较常见的膝关节病。起病缓慢,最初感觉膝部隐痛、乏力,劳累后加重,上下楼梯困难,严重者影响步行,浮髌试验阳性,X线检查可以明确诊断。

中医认为本病主要由于肝肾亏虚、筋骨失养,在正虚的基础上受风寒湿邪而加重。

治则 强膝通经。

方法 采用直接刮法。

介质 刮拭用油可选用正红花油或刮痧活血剂。

部位及选穴

下肢部 足三里、犊鼻、内膝眼、梁丘。

操作手法

(1)操作者持握刮痧板,与皮肤成45°,由上而下或由内而外顺序刮拭膝关节周围。先用刮板的棱角点按刮拭双膝眼,由里向外宜先点按深陷,然后向外刮出;再刮拭膝关节前面部(足阳明胃经经过膝关节前面的部分),膝关节以上的部分,从伏兔经阴市至梁丘,膝关节以下部分从犊鼻至足三里,从上向下进行刮拭;最后刮拭膝关节内侧部(足太阴脾经经过膝关节内侧的部分)、膝关节外侧部(足少阳胆经经过膝关节外侧的部分)以及膝关节后面部(足太阳膀胱经经过膝关节后面的部分)。

(2)力度以受术者耐受为准,对选择的刮痧部位反复刮拭,直至刮拭出痧为止,重点刺激所选穴位。

疗程 10次为1疗程,治疗时间根据疾病缓急、病程长短而决定。

一 各科病症治疗

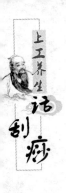

注意事项

注意日常膝关节保暖,避免膝关节过度用力。

足跟痛

足跟痛多由外伤、劳损引起跖肌膜劳损,或跟骨结节退变钙化、骨刺形成导致的纤维脂肪垫炎、跟下滑囊炎而致。多见于中老年人,多与骨质增生、跗骨窦内软组织劳损、跟骨静脉压增高等因素有关。临床主要表现为:足跟部疼痛,不能站立,行走困难,足跟内侧有一明显的痛点,并有筋结样的反应物。常在久坐和晨起下床时疼痛,活动后可缓解。轻者走路、久站才出现疼痛;重者足跟肿胀,不能站立和行走,平卧时亦有持续酸胀或刺样、灼热样疼痛,甚至牵涉及小腿后侧。

中医学认为本病系年老肾虚、体质虚弱、肾阴阳俱亏,不能温煦和滋养足少阴肾经循行路上的筋骨,致使跟骨失养劳损而发生疼痛,或因风、寒、湿邪侵袭,致气滞血瘀,经络受阻而发生疼痛。

治则　活血化瘀。

方法　采用直接刮法。

介质　刮拭用油可选用正红花油或刮痧活血剂。

部位及选穴

申脉、仆参、照海、水泉、阿是。

操作手法

(1)持握刮痧板与皮肤成45°,由上而下或由内而外顺序刮拭所选穴位。

(2)力度以受术者感受舒适为准,对选择的刮痧部位反复刮拭,直至刮拭出痧痕为止,重点刺激所选穴位。

疗程　10次为1疗程,治疗时间根据疾病缓急、病程长短而决定。

注意事项

(1)对骨质增生者,刮痧治疗虽不能消除骨刺,但通过消除骨刺周围软组织的无菌性炎症,疼痛同样可以消除。

(2)本病在治疗同时,可配服补肾的药物如六味地黄丸;宜穿软底鞋或在患侧的鞋内放置海绵垫;可每天热敷足部或用温水浸足。

肱骨外上髁炎

肱骨外上髁炎俗称"网球肘",多因前臂旋转用力不当而致。起病缓慢,初起时在劳累后偶感肘外侧疼痛,迁延日久则加重,如抬东西等动作时患肢均感疼痛无力,疼痛剧烈甚至可向上臂及前臂放射,影响肢体活动,但在静息时多无症状。检查时关节外观无红肿,局部有明显压痛,伸肌腱牵拉试验阳性,即肘伸直握拳,屈腕,然后将前臂旋前,可发生肘外侧部剧痛。临床主要表现为肘关节外侧疼痛,向前臂外侧放射,用力握拳及前臂旋转动作(如拧毛巾)时加剧。

中医学认为本病多因劳伤或伤后气血阻滞,血不荣筋,夹痰瘀凝结而成。

治则 活血化瘀。

方法 采用直接刮法。

介质 刮拭用油可选用正红花油或刮痧活血剂。

部位及选穴

上肢部 尺泽、臂臑、手三里、天井、合谷。

操作手法

(1)持握刮痧板,与皮肤成 $45°$,由上而下或由内而外顺序刮拭上肢。

(2)力度以受术者感受舒适为准,对选择的刮痧部位反复刮拭,直至刮拭出痧痕为止,需重刺激手三里。

疗程 3 次为 1 疗程,治疗时间根据疾病缓急、病程长短而决定。

注意事项

治疗期间宜减少患肢的活动,以利于炎症早日吸收。治愈后注意保护养,避免再度劳伤,否则极易复发。

落 枕

落枕是指急性单纯性颈项强痛、活动受限的一种病症。多因体质虚弱、劳累过度、睡眠时头颈部位置不当、枕头高低不适或太硬等,使颈部肌肉(如胸锁骨肌、斜方肌、肩胛提肌等)过长时间维持在过度伸展位或紧张状态,睡

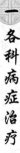 一 各科病症治疗

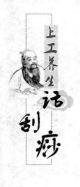

前无任何症状,多于早晨起床后颈部强直,不能左右转动或环顾,患部酸痛并可向同侧肩部及上臂扩散。或颈部突然扭转,或肩扛重物使颈部肌肉扭伤或引起痉挛等,均可致落枕引起颈部肌肉静力性损伤或痉挛。本病无论男女老幼皆可发生,是临床常见多发病。临床主要表现为:颈部肌肉、颈项强直、酸胀、转动失灵,强行则痛。轻者可自行痊愈,重者可延至数周。

本病又称"颈部伤筋",归属于中医学的"失枕"病证范畴。多因起居不当,受风寒湿邪侵袭,寒凝气滞,经脉瘀阻。

治则 理气止痛。

方法 采用直接刮法。

介质 刮拭用油可选用正红花油或刮痧活血剂。

部位及选穴

  头颈部 风池、风府;

  背部 肩井、天宗;

  四肢 外关、悬钟。

操作手法

(1)持握刮痧板与皮肤成45°,由上而下或由内而外顺序刮拭背部、腹部及下肢。

(2)力度以受术者感受舒适为准,对选择的刮痧部位反复刮拭,直至刮拭出痧痕为止,重刺激天宗、肩井。

疗程 刮痧1次症状即明显减轻,3次为1疗程。治疗时间根据疾病缓急、病程长短而决定。

注 意 事 项

治疗后需要进行活动,并注意保暖以防受凉。平时要注意睡姿,枕头不要过高,养成良好的睡眠习惯,使颈椎保持正常的生理弯曲。反复发作者应考虑颈椎病。

皮肤科病症

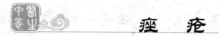

痤 疮

痤疮是一种常见于青春发育期的毛囊、皮脂腺慢性炎症,好发于颜面、胸背部,可形成黑头、白头粉刺以及丘疹、脓疱、结节等损害。在青春期男女中发病率极高,其中又以女性为多,青春期过后,大多自然消退。多由青春期雄性激素分泌增加致使皮脂腺代谢旺盛,皮脂排泄过多,堵塞毛囊口,同时细菌等侵袭形成炎症所致。

中医学认为本病多因肺经血热,熏蒸颜面;或恣食肥甘厚味,脾胃积热,复感风毒之邪,血热郁滞肌肤而成;也可因化妆品刺激而引起。一般分为肺经风热型,证见面、前胸、后背多形性皮损,伴口渴、瘙痒、大便干燥等;脾胃积热型,证见皮损色红,形成脓疱或结节,瘙痒或伴疼痛、口渴思饮、多食、口臭等。

治则 凉血解毒。

方法 采用直接刮法。

介质 刮拭用油可选用正红花油或刮痧活血剂。

部位及选穴

　　头部　百会、风池、攒竹;

　　背部　大椎、肺俞、心俞、肝俞、脾俞、肾俞;

　　四肢　曲池、阴陵泉、三阴交、足三里、丰隆、内庭。

操作手法

(1)持握刮痧板与皮肤成 45°,由上而下或由内而外顺序刮拭头部、背部及四肢。

(2)力度以受术者感受舒适为准,对选择的刮痧部位反复刮拭,直至刮拭出痧痕为止。

辨 肺经风热型,大椎、风池、肺俞、心俞重点刮拭;脾胃积热型,肝俞、脾俞、丰隆、内庭重点刮拭。

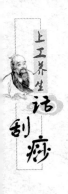

疗程 8次为1疗程,治疗时间根据疾病缓急、病程长短而决定。

📋 **注意事项**

(1)刮痧疗法能使皮疹、脓疱、结节逐渐缩小,能限制新皮疹产生,但对合并螨虫感染者难以取得良效。

(2)刮拭时避开皮损局部。

(3)在治疗期间注意休息,用冷水或温水清洗脸,保持面部清洁,减少毛孔堵塞。忌食过多脂肪、糖类和辛辣的食物,戒烟酒。

湿疹

湿疹是一种临床常见多发的过敏性炎症性皮肤病。临床上一般分为急性湿疹(包括急性、亚急性和慢性湿疹急性发作)和慢性湿疹两大类,且二者又多相互转化。临床主要表现为:周身或胸背、腰腹四肢、阴囊、肛门处出现红色疙瘩,常伴有便干溺赤、口渴、心烦等症。急性期可出现皮肤潮红,有集簇或散发性粟米大小之红色丘疹或丘疹水泡,渗出液较多、结痂;慢性期多反复发作,缠绵不愈,且多出现鳞屑、苔藓化等损害,皮损处有融合及渗液的倾向,常对称分布。

中医学认为本病多因饮食伤脾,外受湿热之邪;或脾虚失运,素体蕴湿,郁久化热,湿热壅遏,而成湿热相搏;或夹风邪、厉风、湿热客于肌肤所致。慢性湿疹多由急性湿疹失治迁延转化而成,一般分为湿热证和血虚证。

治则 祛湿解毒。

方法 采用直接刮法。

介质 刮拭用油可选用正红花油或刮痧活血剂。

部位及选穴

背部　陶道、肺俞、脾俞;

四肢　曲池、血海、足三里、三阴交。

操作手法

(1)持握刮痧板与皮肤成45°,由上而下或由内而外顺序刮拭背部及四肢。

(2)力度以受术者感受舒适为准,对选择的刮痧部位反复刮拭,直至刮拭出痧痕为止。

辨 属湿热证者陶道、曲池、三阴交用泻法；属血虚者脾俞、血海、足三里用补法。

疗程 10次为1疗程，治疗时间根据疾病缓急、病程长短而决定。

注意事项

在治疗期间，不宜热水烫洗和用肥皂洗刷病灶，亦不宜吃辛辣等刺激之品，忌烟酒。

皮肤瘙痒症

皮肤瘙痒症是指临床上无原发性皮肤损害而以瘙痒为主的皮肤病。本病与某些慢性病、代谢障碍、精神神经因素及气候有关，易在睡前、精神紧张时发生。临床表现为皮肤阵发性瘙痒（夜间为甚），每次持续数分钟或数小时。痒处可一处或多处，甚至遍及全身，搔之不休。体检可见皮肤抓痕，并可伴疼痛、皲裂、潮红、血痂，甚至皮肤增厚呈色素沉着、湿疹化或苔藓样变等。

中医认为多由腠理不固，为风邪侵袭，或因体质因素不耐鱼虾等食物，胃肠积热郁于肌肤而成，一般可分为外感风热型和胃肠积热型。

治则 祛风止痒。

方法 采用直接刮法。

介质 刮拭用油可选用正红花油或刮痧活血剂。

部位及选穴

背腹部 肾俞、胃俞、天枢；

上肢 合谷、曲池；

下肢 血海、足三里、委中、三阴交。

操作手法

(1)持握刮痧板，与皮肤成45°，由上而下或由内而外顺序刮拭背腹部、上肢及下肢。

(2)力度以受术者感受舒适为准，对选择的刮痧部位反复刮拭，直至刮拭出痧痕为止。

辨 外感风热者合谷、曲池用泻法；胃肠积热者胃俞、天枢、足三里、三阴

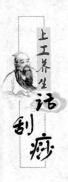

交用泻法。

疗程 10次为1疗程,治疗时间根据疾病缓急、病程长短而决定。

📋 **注意事项**

平素多食新鲜蔬菜,忌食辛辣刺激食物。

 ## 股外侧皮神经炎

股外侧皮神经炎是一种原因不明的神经系统疾病,一般为慢性或亚急性发病,临床表现为一侧或双侧大腿前外侧皮肤有蚁行感、麻木或疼痛,站立、步行过久则加重。体检局部皮肤感觉减退或过敏,无肌萎缩或运动障碍。

中医学认为本病多因长期步行、登山、活动过度后复感风寒湿之邪侵袭,致肢体疲劳、气血运行不畅所致。

治则 祛风除湿。

方法 采用直接刮法。

介质 刮拭用油可选用正红花油或刮痧活血剂。

部位及选穴

病变局部

操作手法

(1)持握刮痧板与皮肤成45°,沿大腿外侧及前侧病变局部由上而下顺序刮拭。

(2)力度以受术者感受舒适为准,对选择的刮痧部位反复刮拭,直至刮拭出痧痕为止。

疗程 8次为1疗程,治疗时间根据疾病缓急、病程长短而决定。

📋 **注意事项**

股外侧皮神经炎是一种较难治的疾病,采用刮痧治疗本病效果较明显,一般受术者治疗1个疗程即可痊愈。

 ## 荨麻疹

荨麻疹是指由食物(如鱼、虾等)、药物等刺激所引起的一种较为常见的皮肤黏膜过敏性疾病。皮肤黏膜小血管扩张,血浆渗出形成局部水肿。临床主要表现为:皮肤骤然出现成块成片的风团,瘙痒异常,搔之疹块凸起,以肱骨内侧较多。风团持续数分钟至数小时可自行消退,不留痕迹。如发于咽喉可见呼吸困难,发于胃肠兼有恶心、呕吐、腹痛、腹泻等症状。慢性者可反复发作,日久不愈,常先有皮肤瘙痒,随即出现红色或白色风团,大小形状不一,部位不定。根据临床诊断要点分为寻常荨麻疹、人工荨麻疹(皮肤划痕症)、寒冷性荨麻疹、日光性荨麻疹等。

中医学认为本病多因内有蕴热伏湿蕴结,或血虚复感风寒湿热外邪侵袭,客于肌肤所致。

治则 祛风止痒。

方法 采用直接刮法。

介质 刮拭用油可选用正红花油或刮痧活血剂。

部位及选穴

背部 大椎、风府、膈俞;

上肢 合谷、曲池;

下肢 血海、足三里、三阴交。

操作手法

(1)持握刮痧板与皮肤成 45°,由上而下或由内而外顺序刮拭背部、上肢及下肢。

(2)力度以受术者感受舒适为准,对选择的刮痧部位反复刮拭,直至刮拭出痧痕为止。

辨 湿热者大椎、曲池、膈俞用泻法;血虚者血海、足三里、三阴交用补法。

疗程 10 次为 1 疗程,治疗时间根据疾病缓急、病程长短而决定。

注意事项

(1)急、慢性荨麻疹均适宜刮痧治疗;经激素和抗过敏药物治疗无效者,刮痧也可获效。

(2)急性者一般经 1~2 次治疗可愈,慢性者多需 10 次左右治疗也可愈。

(3)多食新鲜蔬菜,饮食清淡,忌食辛辣刺激之物。

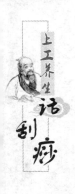

神经性皮炎

神经性皮炎是一种慢性瘙痒性皮肤神经官能症,好发于头、眼睑、颈、背、肩、前臂外侧、腰和阴部,常为对称性分布,多见于成年人。其发生可能与神经功能紊乱、精神紧张、个体素质有关,常因劳累过度、衣领摩擦、饮酒及进食辛辣等刺激性食物,以及搔抓难以承受的瘙痒而诱发,致使病情加重。临床主要表现为:局部阵发性皮肤瘙痒,皮肤增厚,皮沟加深,呈多角性丘疹或苔藓样变,遇情绪波动时瘙痒加重,迁延难愈。

中医学认为本病多因湿热毒蕴于肌肤,阻滞经络,日久生风化燥,肌肤失养所致。

治则 祛风止痒。

方法 采用直接刮法。

介质 刮拭用油可选用正红花油或刮痧活血剂。

部位及选穴

项背部 风池、天柱、肺俞;

上肢 曲池;

下肢 足三里、血海、委中。

操作手法

(1)持握刮痧板与皮肤成45°,由上而下或由内而外顺序刮拭项背部及上下肢。

(2)力度以受术者感受舒适为准,对选择的刮痧部位反复刮拭,直至刮拭出痧痕为止。

辨 因湿热者曲池、委中用泻法;因风燥者血海用补法。

疗程 10次为1疗程,治疗时间根据疾病缓急、病程长短而决定。

📋 **注意事项**

(1)精神因素及疲劳对本病的影响很大,常使症状加重,因此平时应保持心情舒畅,注意休息。

(2)皮损处应尽量避免日晒、搔抓、摩擦以及肥皂等酸碱物的刺激,忌烟酒、鱼腥及辛辣刺激性食物。

(3)本病常反复发作,迁延难愈,因此需要长期坚持治疗,以巩固疗效。

带状疱疹

带状疱疹是病毒引起的急性炎症性皮肤病,多发于肋间、胸背、面部和腰部。本病是由于病原体水痘-带状疱疹病毒长期潜伏于机体内,在机体抵抗力低下时诱发,多在春秋季发病。临床主要表现为:初起患部有束带状痛,局部皮肤潮红,伴有轻度发热、乏力、食欲不振等全身症状。皮疹呈簇集状水疱,如绿豆或黄豆样大小,中间夹以血疱或脓疱,排列如带状,多为单侧发病。

中医学多根据发病部位而命名本病。发于腰部的,称缠腰火丹或蛇串疮;发于头面或其他部位的,称蛇丹。多因肝胆风热,或湿热内蕴,客于肌肤所致。一般干者色红,多属肝胆风热;湿者色黄,多属肝脾湿热。

治则 清热解毒。

方法 采用直接刮法。

介质 刮拭用油可选用正红花油或刮痧活血剂。

部位及选穴

病变周围皮肤;

上肢 曲池、外关、合谷;

下肢 血海、三阴交、足三里、阳陵泉。

操作手法

(1)持握刮痧板与皮肤成45°,由上而下或由内而外顺序刮拭头部及四肢。

(2)力度以受术者感受舒适为准,对选择的刮痧部位反复刮拭,直至刮拭出痧痕为止。

辨 避开皮损部位;肝胆风热者外关、合谷、阳陵泉用泻法;肝脾湿热者曲池、外关、三阴交用泻法。

疗程 3次为1疗程,治疗时间根据疾病缓急、病程长短而决定。

注意事项

采用刮痧法治疗本病,病灶两端也要刮拭,这样可以防止皮疹蔓延,有利于控制病情发展。

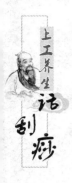

银屑病

银屑病俗称"牛皮癣"，是在皮疹上反复出现多层银白色干燥的鳞屑，搔之脱屑的一种慢性复发性皮肤病。本病好发于颈项部、肘弯、腘弯、上眼睑、会阴及大腿内侧，无论男女老幼皆可发病。局部皮肤（皮损区）始如扁平丘疹，干燥而结实，皮色正常或灰褐色，久之丘疹融合成片，逐渐增大、增厚，状如牛皮，厚而且坚，附有多层银白色鳞屑，有阵发性奇痒，搔之不知痛楚；或皮损潮红、糜烂。情绪波动时，瘙痒加剧。

中医学认为本病多因风、湿、热邪蕴阻肌肤，或营血不足、血虚生风生燥，皮肤失养而成。一般分为风湿化热型和血虚风燥型。

治则 活血祛风。

方法 采用直接刮法。

介质 刮拭用油可选用正红花油或刮痧活血剂。

部位及选穴

    背部 肺俞、膈俞、肾俞；
    上肢 曲池、外关、神门；
    下肢 足三里、血海、阴陵泉、三阴交。

操作手法

（1）持握刮痧板与皮肤成 45°，由上而下或由内而外顺序刮拭背部及四肢。

（2）力度以受术者感受舒适为准，对选择的刮痧部位反复刮拭，直至刮拭出痧痕为止。

辨 风湿化热型者曲池、三阴交用泻法；血虚风燥者膈俞、血海、三阴交用补法。

疗程 10 次为 1 疗程，治疗时间根据疾病缓急、病程长短而决定。

注 意 事 项

日常饮食应忌辛辣、鱼腥、鸡、鸭、酒等发物。

玫瑰糠疹

玫瑰糠疹是一种比较轻度的浅在性的急性红斑鳞屑性皮肤炎症。病因尚未完全明了,有人认为是病毒感染,也有人认为是神经功能障碍所致。患者大多为青壮年,春秋两季发病较多,多发于躯干以及四肢近心端,呈对称性分布。病变开始为淡红色色斑,数日后直径扩大至3～4厘米,中心炎症消退,呈淡褐色,即原发斑或母斑。此后短期内发生大小不等的同样皮疹,圆形或椭圆形,直径1厘米左右,皮疹的长度和皮肤纹理一致,痒感程度轻重不等。病程有自限性,一般4～6周即可自愈,愈后皮肤不留痕迹,一般不再复发。

中医学认为多由风热之邪外袭肌肤,血虚生风生燥,皮肤失养而成。

治则　祛风除湿。

方法　采用直接刮法。

介质　刮拭用油可选用正红花油或刮痧活血剂。

部位及选穴

项背部　风池、大椎、肺俞;

上肢　合谷、曲池;

下肢　血海。

操作手法

(1)持握刮痧板与皮肤成45°,由上而下或由内而外顺序刮拭背部及上、下肢。

(2)力度以受术者感受舒适为准,对选择的刮痧部位反复刮拭,直至刮拭出痧痕为止。

辨　曲池用泻法;血海用补法。

疗程　4次为1疗程,治疗时间根据疾病缓急、病程长短而决定。

注意事项

(1)操作轻快准确,出血量不可过多或过少。

(2)治疗期间忌食辛辣油腻或鱼腥。

白癜风

白癜风是一种后天性的局限性皮肤色素脱失病,病损为大小不等的局限性脱色斑,边缘清楚,周边与正常皮肤交界处的皮色较深,数目单发或多发,可以相互融合汇成大片,患处毛发可以变白,无任何自感症状,日晒后损害局部有灼痒感。各个年龄均可发病,但以青年多见,经过缓慢,可以长期无变

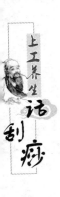

化,也可以呈间断性发展。全身各部位均可发生,也可散在或局限于一处,亦可以单侧发生,有时还可呈阶段性或带状分布。可以并发其他多种疾病,如甲状腺疾病、贫血、糖尿病、异位性皮炎以及斑秃等。

中医学认为多因营血不足、血虚生风生燥、皮肤失养而成。

治则 养血祛风。

方法 采用直接刮法。

介质 刮拭用油可选用正红花油或刮痧活血剂。

部位及选穴

项背部　风池、肺俞;

腹部　中脘;

四肢　曲池、血海、三阴交;

病变局部。

操作手法

(1)持握刮痧板与皮肤成45°,由上而下或由内而外顺序刮拭背部、腹部及下肢。

(2)力度以受术者感受舒适为准,对选择的刮痧部位反复刮拭,直至刮拭出痧痕为止。

(3)以补法为主,病变局部用轻柔手法,不要求出痧。

疗程 10次为1疗程,治疗时间根据疾病缓急、病程长短而决定。

注 意 事 项

通过治疗观察,病程短者缓解率高,局限性和散发性受术者疗效较好。

黄褐斑

面部黄褐斑是皮肤科常见病之一,是全身疾病的局部表现。其病因与妊娠、月经不调、痛经、重症失眠、慢性肝胆病及日晒有一定关系。中青年女性多见,儿童和男性青年亦有之。西医认为是植物神经功能紊乱,内分泌失调造成的色素障碍性皮肤病。临床表现为颜面凸起部位出现形状、大小不一的黄色褐斑,颜色深浅不一,多呈对称性,无自觉症状。邻近者倾向融合,尤以两额、鼻、唇及颏等处多见。

中医学认为本病多因肝气郁结、气血不畅致血瘀颜面者,多见情志不畅,舌暗脉弦;或脾胃虚弱、气血不足不能润泽者,多见体弱倦怠,舌淡脉弱;或肾气不足、肾水不能上承颜面者,多见腰膝酸软,舌淡脉沉。

治则 疏肝养血。

方法 采用直接刮法。

介质 刮拭用油可选用正红花油或刮痧活血剂。

部位及选穴

背部　肝俞、脾俞、肾俞;

腹部　中脘;

下肢　足三里、三阴交、太冲、太溪。

操作手法

(1)持握刮痧板与皮肤成45°,由上而下或由内而外顺序刮拭背部、腹部及下肢。

(2)力度以受术者感受舒适为准,对选择的刮痧部位反复刮拭,直至刮拭出痧痕为止。

辨 肝气郁结者,重点刮拭肝俞,并加刮太冲;脾胃虚弱者,重点刮拭脾俞、足三里;肾气不足者重点刮拭肾俞、太溪。

疗程 10次为1疗程,治疗时间根据疾病缓急、病程长短而决定。

注意事项

(1)应注意日常护理,即调理饮食,多补充维生素E、维生素C。

(2)忌辛辣,避免日光曝晒,忌滥用化妆品以及外搽刺激性物品。

五官科病症

急性结膜炎

急性结膜炎俗称"红眼病",是由细菌或病毒感染而引起的急性传染性眼病。常见的致病菌有肺炎双球菌、葡萄球菌及结膜杆菌等,可通过各种接触途径如手、手帕、公共用具等传播。临床主要表现为:发病急、症状重,眼红、磨痛、畏光、流泪、分泌物多、睁不开眼,急性期伴有发热、流涕、咽痛等全身症状。可一眼发病,也可两眼齐发,多发生在夏秋两季,儿童较成人为多。临床上急性期失于治疗可转为慢性结膜炎。

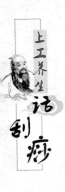

中医学认为本病多因风热邪毒上攻于目,经脉闭阻,气滞血壅;或感受天行时令之疫气所致。如伴头痛、发热、脉浮数等为风热;如伴口苦、烦热、便秘、脉弦等为肝胆火盛。

治则 疏风清热。

方法 采用直接刮法。

介质 刮拭用油可选用正红花油或刮痧活血剂。

部位及选穴

　　头部　攒竹、睛明、四白、丝竹空、瞳子髎、太阳;

　　上肢　曲池、外关、合谷;

操作手法

(1)持握刮痧板与皮肤成 45°,由上而下或由内而外顺序刮拭头部及上肢。

(2)力度以受术者感受舒适为准,对选择的刮痧部位反复刮拭,直至刮拭出痧痕为止。

辨 风热者重刮曲池、合谷;肝胆火盛者重刮外关。

疗程 1 次即可见效,3 次为 1 疗程。治疗时间根据疾病缓急、病程长短而决定。

注意事项

(1)刮痧疗法治疗本病疗效显著,尤其对于缓解羞明、流泪、异物感、眼痛等症状效果较好。

(2)本病具有传染性、流行性,患者用过的器具要严格效毒,防止交互感染。

(3)饮食宜清淡,忌辛辣、发物等,多饮水,注意休息。

慢性结膜炎

急性结膜炎失于治疗可转为慢性结膜炎,临床表现为球结膜充血明显,分泌物增多,结膜肥厚,表面呈丝绒状,常有发痒、灼热、异物感,常有急性结膜炎病史。

治则 祛风疏肝。

方法 采用直接刮法。

介质 刮拭用油可选用正红花油或刮痧活血剂。

部位及选穴

　　头部　睛明、太阳、风池；

　　背部　肺俞、肝俞、肾俞。

操作手法

　　(1)操作者持握刮痧板与皮肤成 45°，由上而下或由内而外顺序刮拭头部、背部。

　　(2)力度以受术者感受舒适为准，对选择的刮痧部位反复刮拭，直至刮拭出痧痕为止，面部不要求出痧。

疗程 8 次为 1 疗程，治疗时间根据疾病缓急、病程长短而决定。

溢泪症（迎风流泪）

　　溢泪症是指由于睑缘位置异常、泪道系统阻塞或排泄功能不全引起的不自主眼泪流出的眼病。临床主要表现为：不自主流泪，迎风尤甚。眼睛不红不肿，泪水轻稀不黏稠，入冬流泪加重，年老患者较多见。冲洗泪道时，可见泪道通畅或狭窄。

　　本病归属于中医学的"冷眼症""迎风流泪"等病证范畴。多因肝肾阴虚，肾气不纳，外受冷风刺激所引起。

治则 疏通泪道。

方法 采用直接刮法。

介质 刮拭用油可选用正红花油或刮痧活血剂。

部位及选穴

　　面部　攒竹、阳白、丝竹空、承泣、睛明；

　　背部　肝俞、肾俞；

　　上肢　合谷。

操作手法

　　(1)持握刮痧板与皮肤成 45°，由上而下或由内而外顺序刮拭背部、腹部及下肢。

　　(2)力度以受术者感受舒适为准，对选择的刮痧部位反复刮拭，直至刮拭出痧痕为止。

疗程 3 次为 1 疗程，治疗时间根据疾病缓急、病程长短而决定。

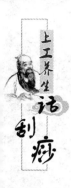

注意事项

（1）刮痧疗法治疗溢泪症效果较好，尤其对于迎风流泪而泪道通畅者效果显著，一般治疗 1～3 次即可好转或治愈。

（2）本法对于泪道阻塞所致的流泪症也有一定效果，同时应与眼科治疗结合，综合治疗。

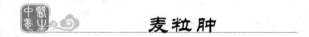

麦粒肿

麦粒肿俗称"针眼"，是指眼睑部的皮脂腺受感染而引起的一种急性化脓性炎症。

中医学认为本病由于脾胃蕴热或心火上炎，复感风热，积热与外风相搏，气血瘀阻，火热结聚，以致眼睑红肿化脓。

治则 清热解毒。

方法 采用直接刮法。

介质 刮拭用油可选用正红花油或刮痧活血剂。

部位及选穴

  头面部 睛明、承泣、太阳、瞳子髎、风池；

  背部 肺俞、膏肓；

  上肢 合谷、曲池。

操作手法

（1）持握刮痧板与皮肤成 45°，由上而下或由内而外顺序刮拭头面部、背部及下肢。

（2）力度以受术者感受舒适为准，对选择的刮痧部位反复刮拭，直至刮拭出痧痕为止，面部不要求出痧。

疗程 一般 1 次即可见效。

注意事项

饮食宜清淡，忌辛辣、发物等；多饮水，注意休息。

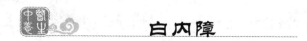

白内障

白内障是指由多种原因引起的晶状体浑浊，是最常见的老年性眼病，临床上均见自觉视物模糊并且逐渐加重,眼睛容易疲劳,并可出现随眼球运动而移动的黑影,经过散瞳后裂隙灯检查即可确诊。刮痧疗法对老年白内障早期患者有效。

中医学认为老年肝肾亏虚,肝开窍于目,精血不能上荣而发病。

治则 明目蜕翳。

方法 采用直接刮法。

介质 刮拭用油可选用正红花油或刮痧活血剂。

部位及选穴

面部　睛明、攒竹、鱼腰;

项背部　风池、肝俞、肾俞;

下肢　足三里。

操作手法

(1)持握刮痧板与皮肤成45°,由上而下或由内而外顺序刮拭面部、项背部及下肢。

(2)力度以受术者感受舒适为准,对选择的刮痧部位反复刮拭,直至刮拭出痧痕为止,面部不要求出痧。

疗程 10次为1疗程,治疗时间根据疾病缓急、病程长短而决定。

📋 **注 意 事 项**

本病为糖尿病的常见并发症,应注意定期检查血糖,若为糖尿病治疗时注意严格消毒。

慢性单纯性鼻炎

慢性单纯性鼻炎是一种常见的鼻粘膜慢性炎症。临床主要表现为交替性、间歇性鼻塞,昼轻夜重,夏轻冬重,常伴有头痛、头晕,轻度嗅觉减退、鼻涕增多等症状,鼻涕初期为粘涕,继发感染时为粘脓涕。

中医学认为本病因外感寒热之邪,伤于皮毛,肺气不利,拥塞鼻窍而致。辨证分为:①肺脾气虚型:除主症外证见流清涕、气短喘促、体倦乏力,舌淡苔白,脉弱;②肺热蕴积型:除主症外证见涕黄而稠、鼻孔干燥,呼气灼热,舌红苔黄脉滑数;③气滞血瘀型:除主症外证见鼻塞持久且重,嗅觉迟钝,涕黄稠或黏白,舌红或有瘀点,脉弦。

治则 祛风通窍。

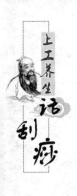

方法 采用直接刮法。

介质 刮拭用油可选用正红花油或刮痧活血剂。

部位及选穴

头面部 迎香、印堂、攒竹、上星、通天、百会、风池；

背部 肺俞、膈俞、脾俞；

上肢 合谷、曲池。

操作手法

(1)持握刮痧板与皮肤成45°,由上而下或由内而外顺序刮拭头面部、背部及上肢。

(2)力度以受术者感受舒适为准,对选择的刮痧部位反复刮拭,直至刮拭出痧疹为止。

辨 鼻塞不通者,迎香相对重刺激;肺脾气虚者,加刮肺俞、脾俞;肺热蕴积者,加刮曲池;气滞血瘀型加刮膈俞。

疗程 10次为1疗程,治疗时间根据疾病缓急、病程长短而决定。

注意事项

(1)坚持治疗,平素加强身体锻炼,提高抵抗力,避免感冒,少吃辛辣厚味食品。

(2)刮痧治疗该病,疗效产生是缓慢的。对病情重者,仍需配合使用黏膜血管收缩剂以解除鼻塞。

过敏性鼻炎

过敏性鼻炎又名变态反应性鼻炎,是人体对某些过敏原敏感性增高而导致的疾病。临床主要表现为:鼻黏膜水肿、黏液腺增生、嗜酸细胞浸润,鼻黏膜常见潮湿、水肿、呈灰白色。

中医学认为主要由于肺气虚,卫气不固,腠理疏松,风寒乘虚而入,犯及鼻窍。邪正相搏多因肺虚气弱、寒邪侵袭所致。可辨证分为肺气虚弱型:伴见恶风、面白,气短声低;肺脾两虚型:伴倦怠,舌淡有齿痕等;肺肾两虚型:伴见腰膝酸软,夜尿多,脉沉细。

治则 祛风通窍。

方法 采用直接刮法。

介质 刮拭用油可选用正红花油或刮痧活血剂。

头面部 上星、百会、禾髎、迎香；

背部 肺俞、膏肓俞、脾俞、肾俞、身柱、命门；

腹部 中脘、气海；

下肢 足三里、三阴交、涌泉。

操作手法

（1）持握刮痧板与皮肤成 45°，由上而下或由内而外顺序刮拭头面部、背部、腹部及下肢。

（2）力度以受术者感受舒适为准，对选择的刮痧部位反复刮拭，直至刮拭出痧痕为止。

辨 肺气虚弱重刮肺俞、膏肓俞；肺脾两虚重刮肺俞、膏肓俞、脾俞；肺肾两虚重刮肺俞、肾俞、身柱、命门。

疗程 10次为1疗程，治疗时间根据疾病缓急、病程长短而决定。

注意事项

坚持治疗，平素加强身体锻炼，提高抵抗力，避免感冒。

急性扁桃体炎

扁桃体炎多起病突然，恶寒、发热，甚或寒战，咽喉疼痛，吞咽更痛，并有全身中毒症状，如全身不适、倦乏、头痛、骨痛。咽检见扁桃体红肿，表面有脓点或脓液溢出或颌下淋巴结肿大疼痛。

中医认为本病多由肺胃积热、复感风邪，上蒸咽喉而致。其发病与体质及饮食习惯密切相关，如素体阳盛多火，阴虚体质，嗜好辛辣煎炒者，在气候变化无常的时候尤多发病。

治则 清热解毒。

方法 采用直接刮法。

介质 刮拭用油可选用正红花油或刮痧活血剂。

部位及选穴

颈部 天突；

上肢 鱼际、曲池、合谷、少泽；

下肢 内庭。

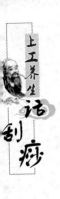

操作手法

（1）持握刮痧板与皮肤成45°，由上而下或由内而外顺序刮拭各部位。

（2）力度以受术者感受舒适为准，对选择的刮痧部位反复刮拭，直至刮拭出痧疹为止。

疗程　3次为1疗程，治疗时间根据疾病缓急、病程长短而决定。

复发性口腔溃疡

复发性口腔溃疡即"口腔炎"，是指口腔黏膜反复发作的大小不等的圆形或椭圆形溃疡，常伴有局部烧灼疼痛。诱发因素与消化系统疾病、胃肠功能紊乱、情绪波动、疲劳、睡眠不足、内分泌紊乱等有关。临床可见唇、颊、齿龈、舌面等处黏膜出现黄豆或豌豆大小、圆形或椭圆形的黄白色溃疡点，中央凹陷，周边潮红，一般2～3个，大小不等。溃疡好发于唇内侧、舌尖、舌缘、舌腹、颊部等部位。具有周期性反复发作的诊断要点，其发病率女性略高于男性。

中医学认为本病多因脾胃积热，胃火熏蒸于口，或肾水不足，虚火上炎所致。一般分虚证和实证两类。兼有发热、口渴、口臭者为急性实证；而慢性虚证则见此起彼伏，缠绵不愈，口不渴饮，不发热。实证多因过食辛辣厚味或嗜饮醇酒，以致心脾积热，复感风、火、燥邪，热郁化火，循经上行，客于口腔而发；或因口腔不洁或损伤，毒邪趁机侵袭，使口腔黏膜腐败而致病。虚证多因素体阴虚，加上病后或劳累过度，亏耗真阴，伤及心肾，虚火上炎于口腔而发病；或由急性失治，转化而成；或阳虚，津液停滞，寒湿困于口腔而致。

治则　泻火解毒。

方法　采用直接刮法。

介质　刮拭用油可选用正红花油或刮痧活血剂。

部位及选穴

　　头项部　承浆、颊车、廉泉；

　　上肢　合谷、曲池、支正；

　　下肢　足三里、内庭、三阴交。

操作手法

（1）持握刮痧板与皮肤成45°，由上而下或由内而外顺序刮拭头项部及上、下肢。

（2）力度以受术者感受舒适为准，对选择的刮痧部位反复刮拭，直至刮拭

出痧痕为止。

辨 实证者重刮内庭;虚证者重刮太溪、三阴交。

疗程 8次为1疗程,治疗时间根据疾病缓急、病程长短而决定。

📝 注 意 事 项

(1)平时要节制饮食,少食辛辣厚味及醇酒肥甘之品。

(2)调节情志使心情舒畅,保证充足睡眠,锻炼身体,增强体质。

慢性咽喉炎症

慢性咽喉炎症是咽部黏膜、黏膜下及淋巴组织的弥漫性炎症。临床主要以咽喉部憋胀微痛、干燥灼热、咽部分泌物增多、有异物感等为主症,或时痛时止,伴吞咽不适,反复发作,经久不愈。

中医学认为主要是急性咽炎病后余邪未清;或肺肾阴虚,虚火上炎,灼伤津液,咽失濡养所致。

治则 滋阴利咽。

方法 采用直接刮法。

介质 刮拭用油可选用正红花油或刮痧活血剂。

部位及选穴

颈部 廉泉、天突、扶突;

背部 肺俞、肾俞;

上肢 太渊、尺泽。

下肢 三阴交、太溪、照海。

操作手法

(1)持握刮痧板与皮肤成45°,由上而下或由内而外顺序刮拭各部位。

(2)力度以受术者感受舒适为准,对选择的刮痧部位反复刮拭,直至刮拭出痧痕为止。

疗程 10次为1疗程,治疗时间根据疾病缓急、病程长短而决定。

📝 注 意 事 项

忌吃辛辣厚味食品,忌高声讲话。

一 各科病症治疗

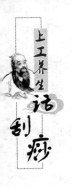

牙 痛

牙痛是多种牙齿疾病和牙周疾病常见症状之一，无论是牙龈、牙周和牙质的疾病都可以引起牙痛，如：牙齿本身、牙周组织及牙周脓肿、冠周炎、急性化脓性上颌窦炎等。此外，神经系统疾病，如三叉神经痛常以牙痛为主诉。其主要症状表现为：牙齿疼痛、咀嚼困难、遇冷热酸甜疼痛加重。

中医学认为本病多因风热邪毒留滞脉络，或胃火循经上扰，或肾阴不足，虚火上扰而致。风火、胃火、肝火、虚火、龋齿或过敏均可导致牙痛，亦有过食甘酸之物、口齿不洁、垢秽蚀齿而牙痛。风火牙痛证见牙痛甚而龈肿，兼身热、口渴等；胃火牙痛，证见牙痛甚剧、牙龈红肿、颊腮掀热兼口臭、口渴、便秘等；肾虚牙痛，证见牙痛隐隐、时作时止，午后痛甚，牙龈萎缩，甚则牙齿松动，兼腰膝酸软等。牙痛甚、牙龈红肿，多属实火；微痛微肿，多属虚火；遇冷、热、酸、甜等物牙痛，多属龋齿或过敏性牙痛。

治则 祛风止痛。

方法 采用直接刮法。

介质 刮拭用油可选用正红花油或刮痧活血剂。

部位及选穴

　　头部　下关、颊车；

　　上肢　合谷、列缺；

　　下肢　内庭、太溪。

操作手法

(1)持握刮痧板与皮肤成 45°，由上而下或由内而外顺序刮拭头部、上肢部。

(2)力度以受术者感受舒适为准，对选择的刮痧部位反复刮拭，直至刮拭出痧痕为止。

辨 胃火者加刮内庭；肾虚者加刮太溪。

疗程 10 次为 1 疗程，治疗时间根据疾病缓急、病程长短而决定。

注意事项

(1)采用药物治疗牙痛效果不佳，反复用刮痧疗法效果显著；但对很多类型的牙痛，仅起暂时止痛作用，根治仍需行口腔科治疗。

(2)平素讲究口腔卫生，早晚刷牙，饭后漱口，睡前不吃甜食，少食辛辣。

第二章　美容刮痧疗法

美容方法有多种,渠道也很多,人们重视的面部美容方法,从根本上讲有两种:一种是西式美容,即皮肤纹理美容;一种是中式美容,即穴位美容。刮痧,可将中西式美容合二为一,在皮肤纹理美容的同时进行穴位刮痧,从而达到美容的效果,这是其他美容方法所不可及的。面部刮痧可以使血管扩张、血流速度加快,局部组织营养增强,促进皮肤组织细胞的生长,清除面部的有害物质,从而保持面部的健康美丽和红润细腻。因此可以用于日常皮肤保养,长期使用既能使粗糙的皮肤恢复光滑柔细,又能延缓面部皱纹老年斑的出现,且使已经出现的皱纹变浅、变少及防治面部色斑。

治则　洁面除皱、养颜润肤。

方法　采用直接刮法。

介质　可选择面部刮痧油、按摩精华油或调理液。

部位及选穴

前额部　印堂、神庭和两侧的太阳穴(功用:泽面除皱、通阳活络,可减少额部皱纹,消除色斑、色痣);

眼部:鱼腰、攒竹、睛明、四白、丝竹空、瞳子髎(功用:明目除皱,可有效预防上睑下垂、下睑浮肿、眼角下垂,消除眼袋,预防并减少鱼尾纹的出现);

鼻部　鼻通、迎香、禾髎、素髎;

唇部　人中、地仓、夹承浆、承浆;

耳部　耳门、听宫、听会、翳风;

面颊部　上关、颧髎、下关、颊车;

下肢部　血海、三阴交。

二　美容刮痧疗法

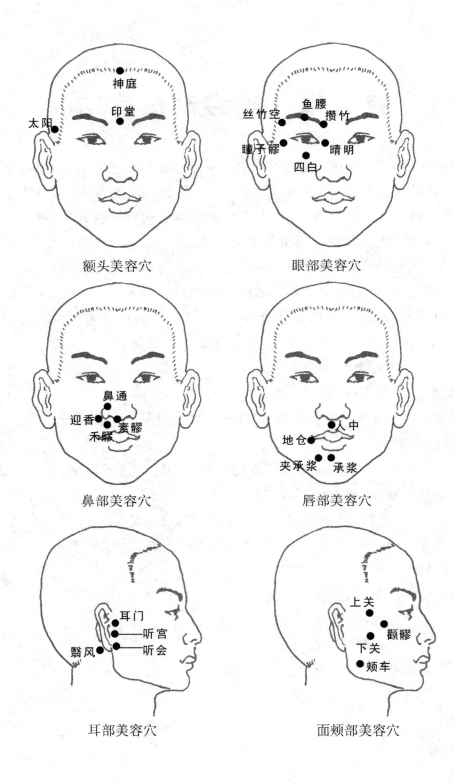

额头美容穴

眼部美容穴

鼻部美容穴

唇部美容穴

耳部美容穴

面颊部美容穴

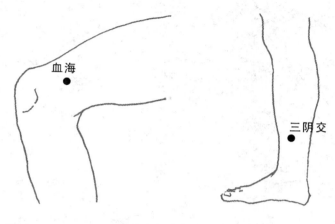

下肢部美容穴

操作手法

（1）受术者平卧，将头发包好，温水洁面，然后根据不同目的选用按摩精华油并均匀涂布全脸，用牛角面部刮痧板，由内往外点穴按压，旋转揉摆，直可挑刺，动作连贯不间断，面部每穴重复3～5次：①承浆—人迎—下关；②地仓—颧髎—听会；③人中—巨髎—听宫；④迎香—四白—上关；⑤睛明—承泣—球后—太阳—鱼腰—攒竹；⑥印堂—攒竹—阳白—丝竹空—太阳—瞳子髎；⑦神庭—曲差—头维；⑧耳轮廓—翳风—风池。刮完面部穴位后，再刮曲池、血海、三阴交各50下。刮痧一次大约需10～15分钟（时间长一点更好）。

（2）面部刮痧保健美肤不强求出痧，以刮拭面热耳热，稍有红线即可。轻弱力度适合于干性、敏感性皮肤及保养性质的皮肤；中等力度适合油性及中性皮肤。

疗程 每周2次，8次为1疗程。坚持刮拭，美颜效果很好，既经济，又快捷。

注意事项

换肤掉疤不足2个月者忌刮；不能干刮，需用刮痧油配合，不能用过尖及锋利的工具；面部刮痧后4小时内不化妆，不热敷，1小时内不用冷水洗脸。面部刮痧宜采用时间短、力量轻而次数多，即一天数次的刮拭方法。

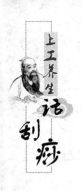

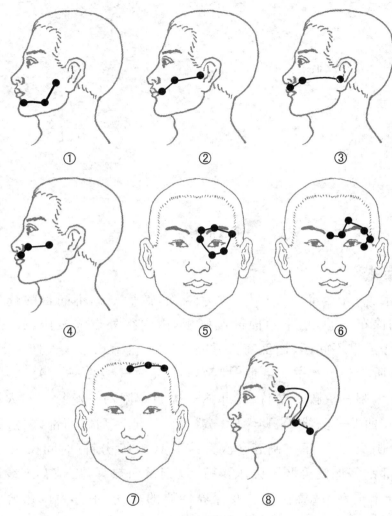

① ② ③

④ ⑤ ⑥

⑦ ⑧

刮拭手法

第三章　保健刮痧疗法

"未病先防"是中医理论中重要的原则之一,当今社会人们越来越重视"绿色保健"。而刮痧无痛、无毒副作用,能够恢复机体的平衡状态,调整经络、脏腑气血,属于"绿色保健"的一种,已经逐渐为人们所接受。在中央电视台《夕阳红》栏目中介绍保健刮痧疗法时,就有这样一首打油诗,极为恰当地说明了刮痧的保健作用:"常刮头,眼不花来耳不聋;常刮颈,保你不生颈椎病;常刮胸,气管畅通咳嗽宁;常刮背,骨质不增腰不疼;常刮四肢全身轻,老年走路快如风;常刮面,皱纹不生更年轻。"保健刮痧一定要定期刮拭,持之以恒,方可达到防病治病、强身健体的目的。

保健刮痧法一般使用刮板厚面的凹陷边缘,皮肤丰厚的部位或头皮部位可以使用刮板薄面的突起边缘。手法的轻重要根据受术者的体质和耐受能力来决定,体虚或耐受能力差者,采用补刮手法,其余用平补平泻手法。

保健刮痧一般不涂润滑剂,直接在皮肤上或隔衣刮拭,刮至局部皮肤发热或潮红即可,不必出痧。在刮拭过程中,如果发现某条经脉或局部疼痛,说明此经脉气血有不同程度的阻滞,为经络不通的现象,可以在相应的部位涂刮痧润滑剂进行重点刮拭。

一、头部保健刮痧

中医学认为"头为诸阳之会",人体的六条阳经均汇于此,头部刮痧能够促进头部的血液循环,使面部皮肤更有弹性,有效减少皱纹,保持头脑清醒,耳聪目明,还有利于增强记忆。

治则　醒脑健脑,延年驻颜。

方法　采用直接刮法。

介质　一般不用介质。

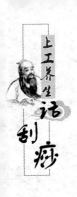

部位及选穴

　　选取头部正中以及左右两侧共 3 条线：鼻正中由前发际到后发际为正中线（督脉分布处）；当瞳仁处由前发际到后发际分别为左右两侧线（太阳、少阳分布处），主要刮拭头之巅顶（即百会处）和脑后枕骨之完骨，从头顶到后脑一气顺刮下来。

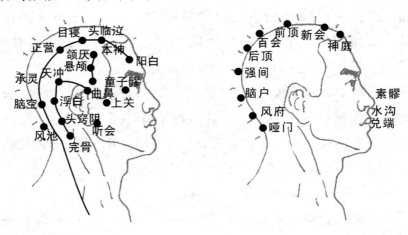

头部保健刮痧

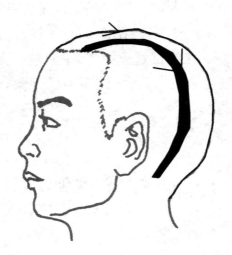

操作手法

　　取坐位，在刮拭的时候，可以先点按太阳穴，再使用平补平泻法刮拭这三条线（按先正中后两边的顺序分别进行刮拭）。另外，可于刮拭结束之后，使用刮板的边角敲扣后脑的枕骨和完骨 10～20 次，击打时用力要轻，不可过重，以防损伤，动作要快，富有节奏。

　　疗程　　每周 1～2 次，坚持时间越长越好。

刮拭时尽量不要逆着发根方向，以减少疼痛。

二、面部保健刮痧

面部为五官所在，可分额头部、眼部、鼻部、面颊部、耳部进行刮痧保健。经常刮拭可以减少额部皱纹，消除色斑，有效预防上眼睑下垂、下眼睑浮肿、痤疮、酒糟鼻，并具有洁面除皱，疏风通络之功用。

治则 清利头目，美容养颜。

方法 采用直接刮法。

介质 可选用刮痧活血剂或按摩精华油。

部位及选穴

额头部　印堂、神庭和两侧的太阳；

眼部　鱼腰、攒竹、晴明、四白、丝竹空、瞳子髎；

鼻部　鼻通、迎香、禾髎、素髎；

唇部　人中、地仓、夹承浆、承浆；

耳部　耳门、听宫、听会、翳风；

面颊部　上关、颧髎、下关、颊车。

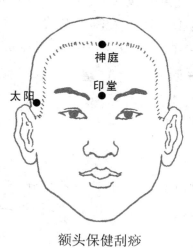

额头保健刮痧

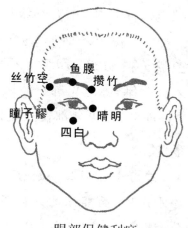

眼部保健刮痧

三　保健刮痧疗法

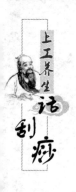

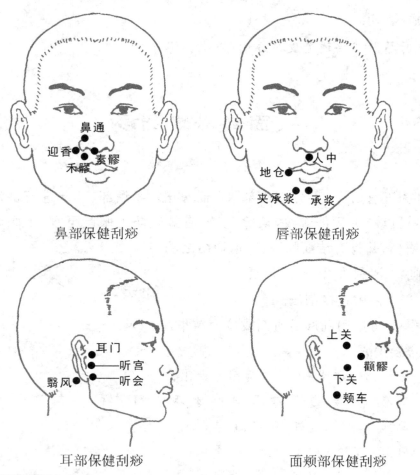

鼻部保健刮痧

唇部保健刮痧

耳部保健刮痧

面颊部保健刮痧

操作手法

取平卧位,用牛角面部刮痧板,由内往外点穴按压,每穴重复3～5次,以中等力度刮拭至面热耳热,稍有红线即可:①承浆—人迎—下关;②地仓—颧髎—听会;③人中—巨髎—听宫;④迎香—四白—上关;⑤睛明—承泣—球后—太阳—鱼腰—攒竹;⑥印堂—攒竹—阳白—丝竹空—太阳—瞳子髎;⑦神庭—曲差—头维;⑧耳轮廓—翳风—风池。

疗程 每周2次,可分部位轮流操作。

✎ 注 意 事 项

不能干刮,需用少量刮痧油配合,面部刮痧后4小时内不化妆,不热敷,1小时内不用冷水洗脸;面部保健刮痧不强求出痧,宜采用时间短、中等力度刮拭至面热耳热,稍有红线即可。

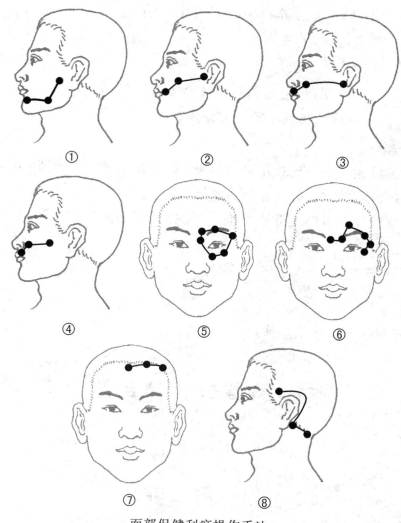

面部保健刮痧操作手法

三、肩背部保健刮痧

颈项脊背为手、足阳经循行经过之处，特别是足太阳膀胱经分布及督脉贯脊之处。五脏六腑之背俞穴都在背部，此处还有大椎、膏肓、神堂、魄户、魂门等经穴，这些经穴是治疗疾病、预防保健的重要点，经常刮拭可以清除机体代谢产物，起到调节经络、脏腑功能，使之保持阴平阳密的平衡状态，达到强身健体、缓解疲劳的目的。小儿经常刮拭可以补充小儿形娇体弱的不足，有

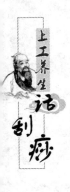

利于抗御外邪侵袭,改善营养状况,促进生长发育。

治则 强身健体,消疲怡神。

方法 采用直接刮法。

介质 一般不用,也可选用石蜡液或清水。

部位及选穴:督脉、膀胱经穴及夹脊穴。

操作手法

(1)坐位或俯卧位,先由乳突到肩峰,然后由肩胛冈到肩胛下角、腋窝。脊背部选取大椎至腰俞,脊柱两侧为膀胱经。

(2)力度以受术者感受舒适为准,对选择的刮痧部位反复刮拭,直至刮拭出痧痕为止。

疗程 每周1～2次,坚持定期刮拭。

📝 **注 意 事 项**

避开皮损及新近疤痕位置。

四、胸腹部保健刮痧

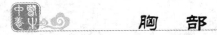

胸 部

膻中为人体之气会,宗气汇聚于胸中,经常刮拭可以防治因肺气不利所导致的胸闷、胸痛、咳喘气急等证。现代医学表明,经常刮拭胸部穴位可以加强新陈代谢,促进代谢产物的排出,对于女性来说,还可丰胸健乳,消除赘肉,达到保持形体美丽,预防乳腺疾病的目的。

治则 宽胸利膈,调理肺气。

方法 采用直接刮法。

介质 一般不用,也可选用石蜡液或清水。

部位及选穴

督脉、膀胱经穴及夹脊穴。

操作手法

(1)取仰卧位,刮拭时,以刮板的平滑边缘部沿着锁骨下、肋骨间隙,由内向外、自上而下刮拭,动作轻柔缓和,重点在中府、云门处,各10～20次;再由胸骨剑突正中线,顺着肋骨间隙轻缓刮摩,一直转绕道腋下。由膻中穴分推刮向两侧乳中穴,沿着肋间自内向外进行平行刮摩,循序而下。女性可以同时刮拭乳房周围。

(2)力度以受术者感受舒适为准,对选择的刮痧部位反复刮拭,直至刮拭局部变红或轻微出痧为止。

疗程 每周1次,坚持定期刮拭。

注 意 事 项

胸部肋骨多,肌肉少,刮拭的时候手法一定要轻缓,切不可用力过猛。

腹 部

腹部为消化系统及泌尿生殖系统的主要所在,经常刮拭不仅可以促进胃肠蠕动,维持消化系统功能正常,还可以起到减肥瘦身的作用,并预防和调理阳痿、小便不利和月经失调等病变。

治则 消积导滞,调理气血。

方法 采用直接刮法。

介质 一般不用,也可选用石蜡液或清水。

部位及选穴

腹正中线、腹正中线旁开2横指以及腹正中线旁开4横指,重点天枢、关元、气海。

操作手法

(1)取仰卧位,分别沿着腹正中线、腹正中线旁开2横指以及腹正中线旁开4横指,自上向下进行刮拭,动作要轻柔缓和,重点在天枢、关元、气海处,各10～20次。

(2)力度以受术者感受舒适为准,对选择的刮痧部位反复刮拭,以局部发红发热为度。

疗程 每周1次,坚持定期刮拭。

三 保健刮痧疗法

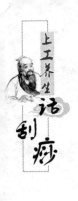

饥饿时或饱食后半小时内不宜刮;刮拭前应排空小便。

五、四肢部保健刮痧

经络的循行路线中,四肢部占有非常重要的位置,五输穴、原络穴、郄穴及下合穴均位于四肢。经常刮摩上肢部,可以疏通手指、手背、腕关节、前臂、肘关节、上臂及肩关节等处的经脉,调和气血,从而预防手指、手臂、上肢麻木、疼痛、挛缩或软弱无力,以及肌肉功能障碍、上肢瘫痪等病症。经常刮摩下肢部,可以疏通下肢各经脉脉气,调和阴阳气血,防治下肢各关节部位的麻木、疼痛以及下肢瘫痪等病症。

治则 舒筋通络,调和气血。

方法 采用直接刮法。

介质 一般不用。

部位及选穴

上肢外侧手三阳经、上肢内侧手三阴经、下肢外侧足三阳经及下肢内侧足三阴经。

操作手法

刮拭上肢部可以取坐位或仰卧位,刮拭下肢部时按照阴经和阳经的不同取仰卧位或俯卧位。

(1)上肢外侧手三阳经:①手阳明大肠经:沿上肢外侧前缘商阳至曲池,再由曲池到肩髃;②手少阳三焦经:沿上肢外侧关冲至天井,再由天井向上到肩髎;③手太阳小肠经:沿上肢外侧后缘少泽至少海,再由少海向上到达臑俞。刮拭时均由手指端开始,自外侧前缘至后缘逐渐由下向上刮摩,手力可重,每条线3~5分钟,次数10~20次。

(2)上肢内侧手三阴经:①手太阴肺经:沿上肢内侧前缘由中府至尺泽,再由尺泽至少商;②手厥阴心包经:沿上肢内侧中间由天泉至曲泽,再由曲泽向下到中冲;③手少阴心经:沿上肢内侧后缘由极泉至少海,再由少海至少冲。刮拭时均由腋窝开始,自内侧前缘至后缘逐渐由上向下轻柔刮摩,每条线3~5分钟,次数10~20次。

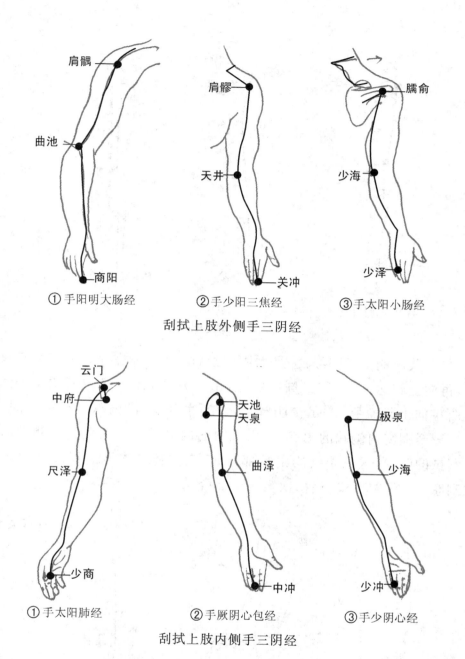

①手阳明大肠经   ②手少阳三焦经   ③手太阳小肠经

刮拭上肢外侧手三阴经

①手太阳肺经   ②手厥阴心包经   ③手少阴心经

刮拭上肢内侧手三阴经

（3）下肢外侧足三阳经：①足阳明胃经：沿下肢外侧前缘由髀关至犊鼻，再由犊鼻到厉兑；②足少阳胆经：沿下肢外侧中间环跳至阳陵泉，再由阳陵泉向下到足窍阴；③足太阳膀胱经：沿下肢外侧后缘承扶至委中，再由委中向下到达至阴。刮拭时均由髋关节部位开始，自外侧前缘至后缘逐渐由上向下刮摩，手力可重，每条线 3～5 分钟，次数 10～20 次。

三 保健刮痧疗法

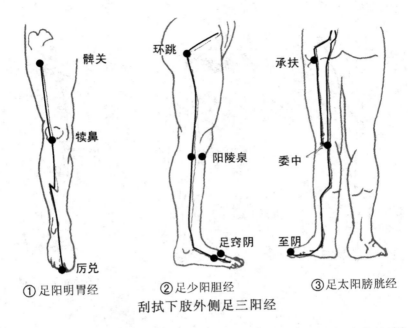

① 足阳明胃经　　② 足少阳胆经　　③ 足太阳膀胱经

刮拭下肢外侧足三阳经

（4）下肢内侧足三阴经：①足太阴脾经：由隐白开始沿下肢内侧前缘至阴陵泉，再向上到达冲门；②足厥阴肝经：由大敦开始沿下肢内侧中间至曲泉，再由曲泉向上至急脉；③足少阴肾经：由涌泉开始，沿内踝与跟腱之间、小腿内侧后缘至腘窝内侧端的阴谷，再由大腿的内侧后缘至腹股沟内侧端的横骨止。刮拭的时候，这三条线均由足部开始，自内侧前缘至后缘逐渐由下向上轻柔刮摩，每条线 3～5 分钟，次数 10～20 次。

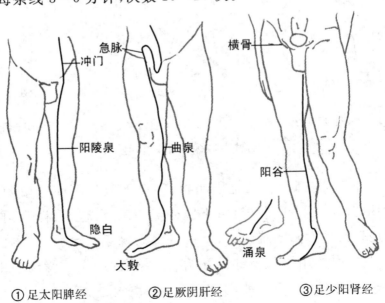

① 足太阳脾经　　② 足厥阴肝经　　③ 足少阳肾经

刮拭下肢内侧足三阴经

疗程 每周 1 次，坚持定期刮拭。

📝 **注 意 事 项**

上、下肢阴面的皮肤比较薄嫩，因此，刮拭的手法比起上肢阳面要轻，而且次数不能过多，时间不可过长。

六、睡前足底保健刮痧

足部反射区保健是一种简便易行、疗效显著、无副作用的防病治病自我保健方法，尤其对中老年人的自我保健更具显著作用，具体的足部全息理论十分复杂，在本书中不加详细论述。

睡前刮拭足底可以促进血液循环，缓解脏腑器官的疲劳，增强机体免疫力，还能使停留于足底的尿酸结晶和有害物质全面移动，通过血液循环导入排泄系统，排出体外。根据全息理论，通过刮拭足底，不仅对五脏六腑起到了调整作用，同时还可以使小腿、膝关节以至大腿受到震动，得以运动，从而达到松弛肌肉、舒筋活络、全身自我保健的目的。

治则 消疲怡神，通调全身。

方法 采用直接刮法。

介质 一般不用。

部位及选穴

大脑、脑垂体、额窦、甲状腺、肾、输尿管、膀胱、胃、腹腔神经丛、结肠、安眠点。

操作手法

(1)取仰卧位，先刮右足，用刮痧板一角点按肾反射区，然后沿输尿管反射刮至膀胱反射区；大脑、脑垂体及额窦反射区向足尖刮；从趾间沿甲状腺反射区刮至胃反射区，然后向足跟方向刮拭腹腔神经丛反射区；沿结肠方向刮拭结肠反射区，点按失眠点，最后向足跟方向刮拭整个脚掌，每个反射区刮拭10 次。然后同样刮拭左足。

(2)力度以耐受为度，不要求刮拭出痧痕。

疗程 隔日 1 次，坚持定期刮拭。

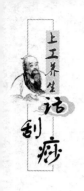

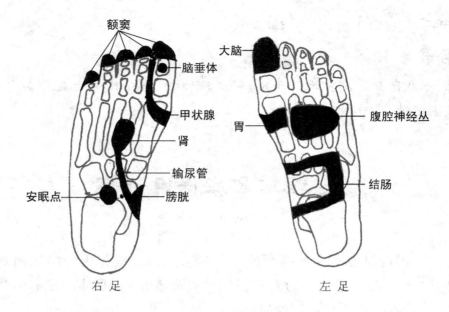

足底反射区

注 意 事 项

　　开始刮拭阶段足部部分反射区可能疼痛会比较明显,这属于正常现象,之后随着次数的增多疼痛会逐渐减轻。

附　录

 刮痧小窍门

刮痧在日常生活中应用较多,如面部刮痧、眼部刮痧、头部刮痧、背部刮痧、足背刮痧等。

可以用来刮痧的工具很多,刮痧板、梳子背、搪瓷勺子、木质的饭勺等,都可以加以利用。刮痧是按照经络运行方向而开展的,四肢、背部、腹部的刮痧方向一般都是从上到下的,尤其是高血压的患者,不能从下往上刮,会引起血压的增高。

一般饭后不能马上刮痧,超过晚上十点以后也不建议刮痧,身体开始进入休养生息的时间了,刮痧让血脉动起来,跟身体的需求相违背了;刮痧的时候注意防风,以免受风感冒等;背部刮痧等需要他人协助;刮痧之前和之后都要注意气血的补充,多喝红糖水、红枣汤、五谷杂粮粥等补充气血。痧不是刮得越重就出来得越多,健康的人,刮痧力度再大都出不了多少痧,而在有病痛的部位,轻轻一刮,痧就出来了。

面部刮痧,主要作用就是加快脸部的循环,对治疗痘痘有一定的辅助作用,可以自行操作,开始的时候需要对着镜子,到后面熟练了,基本可以随手刮了。脸部刮痧基本都是从脸中间,往两边刮,往耳朵的方向。先均匀涂上润滑油,刮的时候力度不要太大,以免留下不能马上褪去的红印。眼部刮痧,对黑眼圈有一定的治疗效果,不过需要坚持,不是一两次就马上见效的,眼部的肌肤更加薄,刮的时候力度要更小,不要过多过重的牵扯眼部皮肤,否则效果会适得其反。

背部与颈部的刮痧,应是刮痧板与身体呈60～90度的角度,从上往下刮,刮的时候,会发现有的地方特别酸、特别疼,有的地方还会遇到类似气泡一样的东西,这都说明该区域不健康。刮痧结合拔罐,效果更好。先刮痧,看哪个

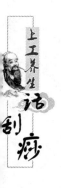

地方出痧最多,颜色最深,直接梅花针针刺,刺血后拔罐,这样疾病会更好得到治疗。

腿部的刮痧,对塑身有一定的效果。腿外侧,就是立正时候手指贴的部位的这条线,是胆经,经常敲打一下,或者刮痧,对于瘦大腿有一定的效果;腿部的正面这条线,是胃经,如果你肠胃不太好,应该重点刮。如果想瘦小腿,就从脚踝部位往膝盖方向刮。以上的刮痧小窍门供各位读者进行参考。

五谷杂粮话养生

国人以谷物为主的饮食习惯已经沿袭了数千年,早在两千年前的《黄帝内经》一书中,就提出了"五谷为养,五果为助,五畜为益,五菜为充"我们现在所说的"五谷杂粮"其实是个大家庭,包括了多种谷类和豆类食物,比如小米、玉米、糙米、荞麦、大麦、燕麦、甘薯、黑豆、蚕豆、绿豆、豌豆等。

目前,全世界的营养学家都一致认为,与西方发达国家过多动物性食物的饮食结构相比,中国人把日常食物分为谷类食物和其他食物,以谷类食物为主、以其他食物为辅的饮食结构模式是先进的,不但有营养、有利健康,而且有利于节省能源、保护环境。但是以谷类食物为主、其他食物为辅的原则还只是个基础,更重要的是两者的比例控制。

随着经济的发展和人民生活水平的提高,人们的饮食观念正在发生着巨大的变化,现在人们不仅要求吃饱而且要求吃出健康,所以,为了珍贵的健康,让我们走近五谷杂粮,了解五谷杂粮,学会用五谷杂粮去养生治病。

小 米

小儿脾虚泄泻,消化不良:小米250克,淮山药50克,小米与淮山药共研细末,加水煮糊,加适量白糖服食。

失眠:小米50克煎煮,再打入鸡蛋,煮熟即可食用,可起到养心安神之功,用于心血不足,烦躁失眠。

黄白带:小米50克,黄芪20克,水煎服,治女性妊娠黄白带。

荞 麦

夏季痧症:荞麦面炒香,用适量开水搅成糊状服食。

慢性泻痢：炒荞麦研末，水泛为丸，每次服6克，每日2次，开水送服，对慢性泻痢有治疗作用。

玉 米

膀胱炎：玉米须50克，车前子18克，甘草6克，或加小茴香3克，水煎服，治疗小便不通及膀胱炎、小便疼痛。

尿少、尿频、尿急、尿道灼热疼痛：玉米须、玉米芯各100克，水煎去渣代茶饮。

高血压病：玉米须60克（干品），水煎服。

糖尿病：玉米500克，分4次煎服。

黑 米

乌发：取黑芝麻适量，淘洗干净，晒干后炒熟研碎，每次取25克，同黑米50克煮粥，粥成后加白糖适量，调和食之。

治虚劳：将酸枣5克洗净，入锅加适量水煮成汁，再下黑米100克熬粥，空腹食之尤佳。此法不但能消除心烦不得睡卧，而且能治虚劳。

明目清热：鲜荷叶1张，洗净，煎汤取汁，以汁同黑米50克，冰糖少许煮粥，可作为夏日饮料或早点食用。

薏 米

黄疸：薏米60克，水煎服，每日2次。

腰痛：薏米60克，白术45克，水煎服。

咯血：薏米100克，捣烂，水200毫升，入酒少许，分2次服用。

扁平疣：取薏苡仁60克，与大米混合煮粥食，每日1次，连续服用，以愈为度。

高 粱

小便不通：高粱裤（即裹在高粱秆上的叶）5个，加红糖150克，水煎服。

膝痛、脚跟痛：高粱根7克，水煎去渣，用汤煮鸡蛋2个，加糖少许服。

月经不调：红高粱花，水煎加红糖服。

腹泻：高粱米第二遍糠30克，放锅内炒至黄赤色，以有香味为度，除去上面多余的粗壳，每次食3克，每日3次。

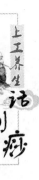

小儿消化不良:高粱 30 克,大枣 10 个,枣去核炒焦,高粱炒黄,共研末 2 岁小孩每次服 6 克,3～5 岁,每次服 9 克,每日服 2 次。

黄 豆

便秘:将黄豆碾碎,取黄豆末 120 克,水煎服,每日 1 剂。

疔肿:黄豆适量,放入水中浸软,加白矾少许共捣烂如泥,外敷患处。

腹泻:黄豆皮,烧炭研末,每次服 10 克,每日 2 次,开水送服,对腹泻有辅助治疗作用。

赤小豆

催奶:赤小豆用酒研末,温服,以渣敷之。

脚气浮肿:赤豆 50 克,花生仁 30 克,谷芽、麦芽各 35 克,红枣 10 个,加水 2000 毫升,煎至 500 毫升,每日 3 次。

疔肿:赤豆同鲤鱼(或鲫鱼)煮汤服食,对利水消肿、治脚气甚为有效,兼治小儿夏日由血虚而致的多发性疔肿。

水肿:赤豆 200 克,煮汤当茶饮。

乳汁不通:赤豆 500 克,煮粥食,可通乳。

黑 豆

牙齿肿痛:用黑豆以酒煮汁,漱之立愈。

多发性神经炎:黑豆、米糠各 50 克,水煎服。

烫伤:黑豆 250 克,煮浓汁,涂患处。

闭经:黑豆 30 克,红花 8 克,水煎后冲红糖 50 克,温服。

便血:黑豆 500 克,炒熟,热酒浸之,去豆饮酒。

盗汗:黑豆、浮小麦各 50 克,水煎服。

蚕 豆

秃疮:鲜蚕豆捣如泥,涂疮上,干则换之。如无鲜者,可将干豆用水泡开,捣敷亦效。

黄水疮:蚕豆壳烧炭研末,加黄丹少许,用香油调敷患处。

天疱疮:蚕豆壳烧炭研末,或加冰片少许,用香油调敷患处。

胎漏:蚕豆壳炒熟研末,每次 10 克,加白糖少许,开水调服。

产后腹痛:蚕豆梗苗 150 克,水煎加甜酒服。

吐血、鼻血:蚕豆花阴干研末,每次 10 克,用开水冲服。

水肿:蚕豆 80 克,冬瓜皮 60 克,水煎服。

绿 豆

中暑:绿豆 100 克,金银花 50 克,水煎服。

食物及药物中毒:绿豆 100 克,生甘草 100 克,水煎服。

腮腺炎:用生绿豆 60 克置小锅内煮至将熟时,加入白菜心 2~3 个,再煮约 20 分钟,取汁顿服,每日 2 次。

山 药

小儿肠胃机能紊乱:淮山药 100 克,莲肉 50 克,麦芽 30 克,茯苓 20 克,大米 500 克,共磨细粉,每次用 30 克,以白糖煮成糊状食,日服 3 次。

乳腺增生症:鲜山药 100 克,川芎 10 克,白糖 20 克,同捣烂,加适量汁调为糊状,敷患处,每日换药 1 次涂后有痒感,2~3 小时后痒便自消。

红 薯

咯血、便血:干红薯藤 30 克,仙鹤草 15 克,水煎,取汁代茶饮,可很快止血。

遗精:红薯粉适量,开水调服,早晚各 1 次,连服 5 天。

夜盲症:红薯叶 100 克,猪肝 200 克,水煎,饮汤食肝,每日 1 剂,连服 3 日。

急性肠胃炎:干红薯藤 30 克,干桃花 15 克,水煎取汁温服每日 3 次。

芝 麻

乳少:芝麻炒熟研末,入盐少许食之。

便秘:芝麻、桑叶各等份,研末,蜜丸,每次服 9 克,每日 3 次。

便血:黑芝麻 250 克,红糖 200 克,炒焦研末入红糖搅拌均匀,即可食用。

花 生

乳少:花生米 100 克,猪蹄 1 个,共炖服。

久咳、百日咳:花生仁 100 克,文火煎汤调服。

脚气病:生花生仁 100 克,赤小豆 90 克,红枣 90 克,煮汤,1 日饮用数次。

附录

231

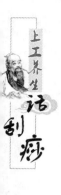

水肿:花生 100 克,蒜头 2 个,煮熟后随意服食,每天 1~2 次。

鼻窦炎:用花生仁 8 粒,放白铁罐内,上糊纸密闭,纸上开一小孔,将罐放火炉上,待冒烟用烟熏鼻孔,每日 1 次。

板 栗

咳嗽、哮喘:用栗子 60 克,五花肉适量,生姜 3 片。

病后虚弱、手足酸软麻木:板栗配用适量红糖,加水煮熟进食,若不嗜甜食,可配猪瘦肉,红枣 4~5 枚同煮,连服 1 周,多可见效。

尿频:栗子 200 克于火炉热灰中煨熟或用水煮熟,剥皮食用,能辅助治疗因肾虚引起的久婚不育、腰腿无力、尿频等症。

肾虚:栗子能补肾,以风干栗子加杜仲 12 克煲汤,先饮汤后食栗。

南 瓜

烧伤:南瓜瓤捣烂敷伤口。

下肢溃疡:南瓜瓤捣烂敷患处,或晒干研粉撒患处。

驱虫:南瓜子研末,开水调服,每次 1 匙,每日 2 次,连服 5 日。

习惯性流产:南瓜蒂放瓦上烧炭存性,研末,每次开水送服 1 个,自怀孕第 2 个月起,每月服 1 次。

哮喘:南瓜 1 个(500 克左右),蜂蜜 60 克,冰糖 30 克先在瓜顶端开口,挖去部分瓜瓤,放入蜂蜜、冰糖,盖好,放在盘子上蒸 1 个小时即可每日早晚各服 1 次,连服 7 天。

莲 子

久痢不止:老莲子 30 克(去芯)研为末,每次服 3 克,陈米汤调下。

梦遗泄精:莲肉、益智仁、龙骨各等份,研为细末,每次服 6 克,空腹用清米汤调下。

失眠:莲子芯 30 个,水煎,加盐少许,睡前服。

月经过多:莲子 50 克,冰糖 25 克,炖熟食之,并喝汤。

高血压病:莲子芯 15 克,水煎当茶饮。

常见食物保健作用表

食物的分类依其要求不同而有多种方法在以往有关食疗文献中,多按其来源进行划分这种分类方法,虽有其优点但从保健学的要求来看,它不利于系统掌握食物保健作用的规律和特点。不同的食物具有不同的保健作用,因此,也可根据食物的保健作用分类,一般可从补益、温里、理气、理血、消食、祛湿、清热、化痰止咳平喘、解表、收涩等方面进行划分和归类,具体分类见下表。

常见食物保健作用表

类　别		常见食物
补气类		人参、山药、马铃薯、香菇、红枣、栗子、鸡肉、猪肚、猪肾、牛肉、鳝鱼、泥鳅、粳米、糯米、扁豆、蜂蜜
补阳类		冬虫夏草、胡桃仁、韭子、麻雀肉
补血类		胡萝卜、菠菜、龙眼肉、荔枝、葡萄、花生、猪肝、猪心、猪蹄、阿胶
补阴类		银耳、黄精、百合、枸杞子、松子、向日葵籽、乌骨鸡、鸡蛋、鸭肉、猪肉、猪脑、牛乳、龟肉、鳖肉、鲍肉、牡蛎肉、黑芝麻
温里类		韭菜、辣椒、鲢鱼、草鱼、肉桂、干姜、茴香、花椒、赤砂糖
理气类		橘子、荞麦、刀豆、豌豆、木香、玫瑰花、茉莉花
理血类	止血类	小蓟、藕、马兰、茄子、黑木耳、猪肠、槐花
	活血类	慈菇、桃仁、河蟹、醋、红花
消食类		萝卜、山楂、鸡肉金、麦芽、谷芽、锅灰
祛湿类	利水渗湿类	冬葵叶、茵陈蒿、荠菜、金针菜、莴苣、冬瓜、鲤鱼、薏苡仁、赤小豆
	芳香化湿类	砂仁、白豆蔻、草豆蔻、草果
	祛风湿类	海棠、鹿蹄肉、金环蛇、虎骨
清热类		水芹、椿叶、蕹菜、马齿苋、蒲公英、茭白、苦瓜、黄瓜、西瓜、香蕉、甘蔗、橄榄、蚌肉、粟米、绿豆、豆腐、金银花、茶叶
化痰止咳平喘类	化痰类	桔梗、龙须菜、紫菜、昆布、海蜇头、芋、笋、丝瓜、芥菜、梨、冬瓜子
	止咳平喘类	甜杏仁、银杏、枇杷、罗汉果、柿饼、猪肺
解表类	辛温解表	紫苏叶、荆芥、香薷、生姜、葱白、白芷
	辛凉解表	桑叶、菊花、薄荷、葛根、淡豆豉
收涩类		山茱萸、莲子、芡实、酸石榴、乌梅、鸡肠、浮小麦

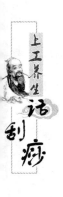

　　只有将各种食物合理搭配,尽量做好食物的多样化,才能使人体得到各种不同的营养,才能满足各种生命活动的需要。正因为如此,我国现存最早的医学典籍《黄帝内经》中就设计了一套甚为适合人们饮食养生的基本食谱,它提出谷果肉菜合理搭配,食谱宽广,五味具备,各入五脏而补精气,满足人体的营养需求,从而使体内"阴阳平衡"。具体来说,不同食物各有其不同功效,分类可见下表。

常见食物功效速查表

食物 类别	功　效
五谷类	玉米补中健胃,除湿利尿;黄豆补中益气,清热解毒,利湿消肿;黑豆补肾滋阴,补血明目,利水消肿;绿豆补中益气,和调五脏,清凉防暑,利尿生津;粳米补脾养胃,益气血,和五脏;糯米补中益气,温脾暖胃;小麦养心安神,益脾厚肠,补气养血;粟米补中益气,养胃益肾;高粱健脾益中,温中固肠
蔬菜类	韭菜温阳补虚,行气理血;莴笋利五脏,通经脉,强筋骨,宽胸理气;大蒜温中散寒,行气消积,解毒杀虫;大葱发表散寒,通阳利窍;胡萝卜益气生血,健胃消食,明目养肝;萝卜宽中下气,化痰消积,清热解毒,凉血生津;马铃薯健脾益气,和胃调中;莲藕健脾开胃,润肺生津,凉血清热;木耳益气补脑,润肺生津,止血凉血;香菇补气健脾,和胃益肾;海带消痰软坚,清热利水;冬瓜益气生津,清热利水;黄瓜清热止渴,利水解毒;南瓜补中益气,利水解毒,杀虫;番茄健脾消食,生津止渴,清热利尿,凉血平肝;茄子清热和血,宽肠解毒;辣椒温中散寒,开胃消食,除湿发汗
五果类	杏生津止渴,润肺定喘;栗子补肾强筋,健脾益气,活血止血;西瓜清热解暑,生津利尿;梨养阴生津,润肺止咳,清热化痰;桃益气生津,活血消积,润肠通便;李清热生津,利水行瘀

刮痧疗法常用穴位索引

235

索引

237